友だちができない 面接に何度も落ちる 仕事が長続きしない
女性の悩みをすべてサポート

友人関係・恋愛・就職で困らない最新情報

女性のための発達障害ガイド

監修
どんぐり発達クリニック院長
宮尾益知

河出書房新社

装丁：志摩祐子（レゾナ）
カバー・本文イラスト：横井智美

はじめに

これまで女性の発達障害は、男性の場合と比べてあまり注目されてきませんでした。それは女性の場合、発達障害の特性があっても幼児期から問題行動を起こすことが少なく、周囲から素直でおとなしい女の子とみられるケースが多いためだと考えられます。また、女性の発達障害に関する臨床例が過去に少なく、発達障害の基準が男性を対象にしていたことも関係していると思われます。しかし、男性と同じ割合で発達障害の女性は存在しています。しかも、成長とともに女性特有の〝生きづらさ〟や〝ズレ〟を抱えている場合があります。特に成人して友人関係や恋愛、就職などのさまざまな問題に直面した時、上手に対応できずに悩み苦しんでいる場合もあります。

本書は、多くの発達障害の子どもやその母親の臨床例を持つ専門医である宮尾益知先生が監修し、発達障害／ASD（自閉スペクトラム症）、ADHD、LDの女性を理解して家庭や職場での対応策や適切なサポートの方法をやさしく解説しています。

第3章

女性のADHD代表的な行動パターン

第6章 Dr.宮尾の診察カルテ 診察室で診た発達障害の女性たち

第1章

周囲との「違和感」や「生きづらさ」を感じていませんか？

発達障害とは、言語・コミュニケーション・社会性などの発達に何らかの特性（偏りやゆがみ）があることによって生じる不適応状態を指します。発達障害の種類にもよりますが、一般的に女性の場合は幼児期には特性が見られずに小学校の中学年ぐらいから目立ってくる場合もあります。また、大人になってから「違和感」や「生きづらさ」を感じて気がつく場合もあります。

発達障害は主に3つに分類される

発達障害は、さまざまな種類がありますが、主に「ASD（自閉スペクトラム症）」「ADHD（注意欠如／多動性障害）」「SLD（限局性学習障害）」の3つに分類されます。この3つが重なり合い併存している場合もあります。

3つの発達障害が重なり合っていることもある

発達障害にはいくつかの種類があります。どの種類の発達障害かを見分けるために、さまざまな診断基準や指標が設けられています。その現れ方は人によって違いますし、複数の障害が併存している人もいれば、単独の障害として現れる人もいます。主な発達障害には、次の3つがあります。

◆ASD（自閉スペクトラム症）

発達障害の名称も変わってきた

　発達障害の国際的な診断基準の１つにアメリカ精神医学会の「DSM」というものがあります。2013年に改訂され、現在、「DSM-5」が用いられています。それまでは「PDD（広汎性発達障害）」という区分がありましたが、その定義を変えて、新しく「ASD」という区分になったのです。かつては「自閉症」「自閉症障害」「広汎性発達障害」「アスペルガー症候群」などの名称が用いられていましたが、これらは１つの連続体（スペクトラム）と考えるようになり、「ASD」（自閉スペクトラム症）という呼び方が用いられています。

　今、医療の現場では、DSMの最新版を一つの基準としながら、ほかの基準や指標も使って、発達障害の診断や治療が行われています。

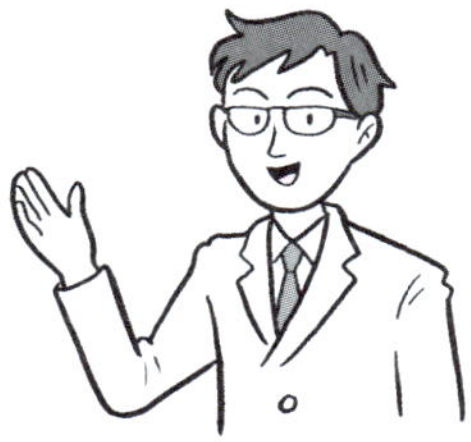

「コミュニケーションの障害」「社会性の障害」「興味・活動の限定」という行動面の認知特性があります。本書では、主に知的な遅れのないASDを一般的に使われているアスペルガー症候群という呼び方で説明していきます。 ➡P28及び第2章参照

◆**ADHD**（注意欠如／多動性障害）
「不注意」「衝動性」「多動性」という行動面の認知特性があります。 ➡P32及び第3章参照

◆**SLD**（限局性学習障害）
一般的にはLD（学習障害）とも呼ばれています。「読む」「聞く」「話す」「書く」「計算する」「推論する」などの機能の中で1つの領域に遅滞を認める特性があります。 ➡P36及び第3章参照

これらの発達障害は、それぞれに独立しているのではなく、一部が重なり合っていることもあります。ですから、同じＡＤＨＤでも、人によってはＬＤやＡＳＤの特性が強く出てくる場合があります。

成長とともに生活面への影響は変化

発達障害の特性は、成長することによって大きく変化することはありません。しかし、成長とともに経験を重ねるなかで、生活面への影響は変化します。そのため、大人と子ども、男性と女性では障害特性の現れ方が異なる場合があります。例えば男の子の場合は、どの特性も目立ちやすいと言えます。ただし、幼児期には人間関係がまだ複雑ではないため、ＡＳＤの特性が目立たないこともあります。女の子の場合は、一定の年齢に達するまでＡＤＨＤの多動性や衝動性、ＬＤの特性は目立ちにくい場合もあります。

主な発達障害

発達障害	先天性の脳機能障害で生活・学習上に問題が生じる。幼少時に年齢相応の発達がみられないことから、発達障害と呼ばれている。認知能力や学習能力など、一部の発達にだけ遅れがみられる。

ASD
（自閉スペクトラム症）

コミュニケーション能力や社会的な関係を作る能力、ものごとの応用力などに偏りがある。

知的な遅れのないアスペルガー症候群などの種類がある。

ADHD
（注意欠如／多動性障害）

不注意、多動性、衝動性が見られる。人によって不注意が目立つタイプ、多動性が目立つタイプなどに分かれる。生活面では「落ち着きのなさ」が特徴的。

LD
（学習障害）

読み書きや計算など、一部の学習能力が育ちにくい。生活面では「勉強が苦手」に見える。大人になると目立ちにくくなる。

その他

運動能力の偏りがみられる「DCD（発達性協調運動症）」、「ADD（注意欠如障害）」なども発達障害に含まれる。

※本書では各診断名の表記について、アメリカ精神医学会の「DSM－5」、および日本精神神経学会の「DSM－5病名・用語翻訳ガイドライン」を参考にしています

女性の発達障害は、気づかれにくい⁉

問題行動は少ないのに、人間関係のトラブルが重なり、「うつ」や「引きこもり」状態が続いて、大人になってから発達障害と診断される女性もいます。

特性が現れる時期は個人や性別によって異なる

発達障害は、一般的に3歳前後から特性が現れてきますが、その特性は大人になって変化することはありますが、治ることはありません。しかし、個人や性別によって目立ちはじめる時期やタイプが違うことはあります。

例えばASD（自閉スペクトラム症）は、大きく3つのタイプに分けることができます。

1 積極奇異型

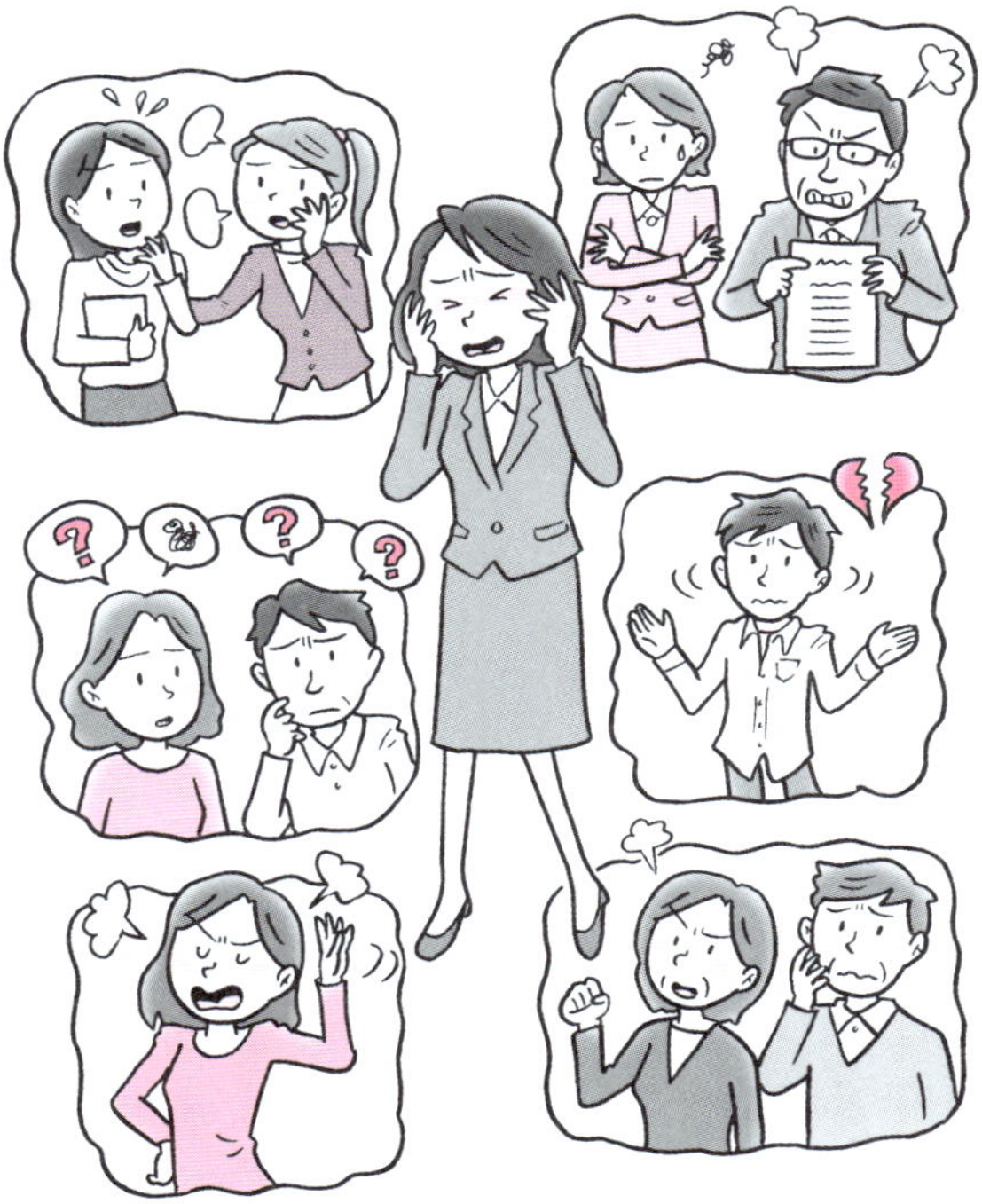

知らない人にも平気で話しかけたり、なれなれしく接したりする。

2 受身型

自分から積極的に接触を図ろうとしないが、誘われれば付き合うタイプ。女性に多いといわれている。

3 孤立型

他人と話したり関わったりすることに苦痛を感じ一人でいることを好む。

一般的に子どもの時は1のタイプが多く、思春期から大人になるにつれて2や3のタイプに特性が変化していくケースがあります。

女性の場合は、小学校中学年ぐらいから2や3のタイプに特性が変化していくケースが多いといわれています。女性の場合は、子どもの時から特性による問題行動が少ないこともあり、周囲からなかなか気づいてもらえず、「生きづらさ」を感じている場合が多いのです。

特性の一部分だけが目立ち、変わった子と思われる

また女性の場合、特性の一部分だけが目立つことがありますが、それ以外の特性が目立たず、「変わった子」と思われ発達障害と気づかれないこともあります。

男性の場合、例えばADHDなら子どもの時から「授業中に席を立つ」「他の子の邪魔をする」「なくし物が極端に多い」といった特性が幅広く現れる場合が多く、ADHDだと気づかれやすいのです。

それに対して女性の場合は、「忘れ物が極端に多い」とか「おしゃべり」といったADHDの部分的な特性が目立っても他の特性が目立たず、周囲からADHDだと気づかれずに成長する場合もあります。しかし、思春期になるころには、ミスが多いことや友人関係とのトラブルなど自分のせいだと悩んでいる場合も多いのです。

成長とともに問題が増えてくる!?

成長するにしたがってさまざまなトラブルが増えてくると、なんとなく「自分はどこか他の人とは違うようだ」、「生きづらい」などと感じてくるようです。その結果、人と関わることが恐くなり慢性的な体調不良や「うつ」状態になってしまうケースもあります。

最近は、発達障害という言葉が認知されてきたこともあり、「心当たり」のある人が精神科などの門を叩く例も多いようです。30歳を過ぎてから発達障害と診断され、「初めて自分の特性と向き合うことができた」という人もいます。

発達障害の診断は、なるべく早い時期に受けることが基本です。まずは、発達障害の特性が気になったら、次ページからの「女性の発達障害・場面チェック」で確認してください。

女性の
発達障害
場面チェック

①会話が続かない

子どものころから友人たちとの会話がうまくいかず、いつの間にか周りから孤立してしまうこともあります。

- □ 話の流れが理解できない
- □ 話し出したら止まらなくなってしまう
- □ すぐに仕切りたがる
- □ 相手の顔を見てしまうと、目や口が気になって話の内容がわからなくなってしまう

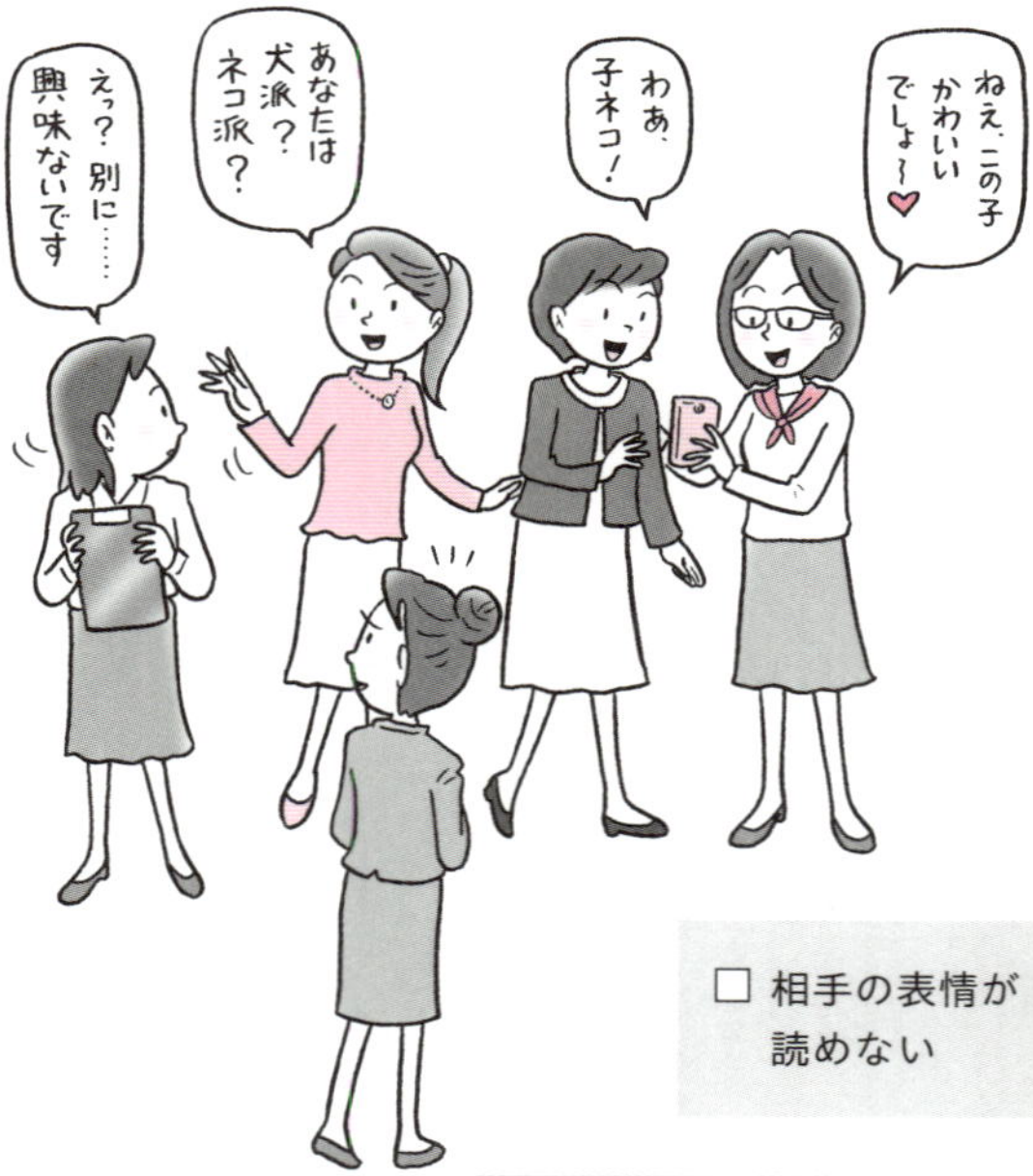
ねえ、この子かわいいでしょ〜♥
わあ、子ネコ！
あなたは犬派？ネコ派？
えっ？ 別に……興味ないです

- □ 相手の表情が読めない
- □ 興味のない話に加われない
- □ 人の話を聞こうとしない
- □ 周りがなぜ笑っているのか理解できない
- □ 話したいことが整理できずに唐突な話をしてしまう

女性の
発達障害
場面チェック

② 悪気はないのに、人を怒らせてしまう

会話が苦手だったり約束を忘れてしまい、自分では気がつかないうちに相手を怒らせてしまうことがあります。

- □ 仕事が残っていても終業時間とともに帰る
- □ 敬語を使うなど、相手によって言葉を使い分けられない
- □ 急な誘いは必ず断る
- □ 嫌いなイベントには出ない
- □ 約束の時間に遅刻することがよくある

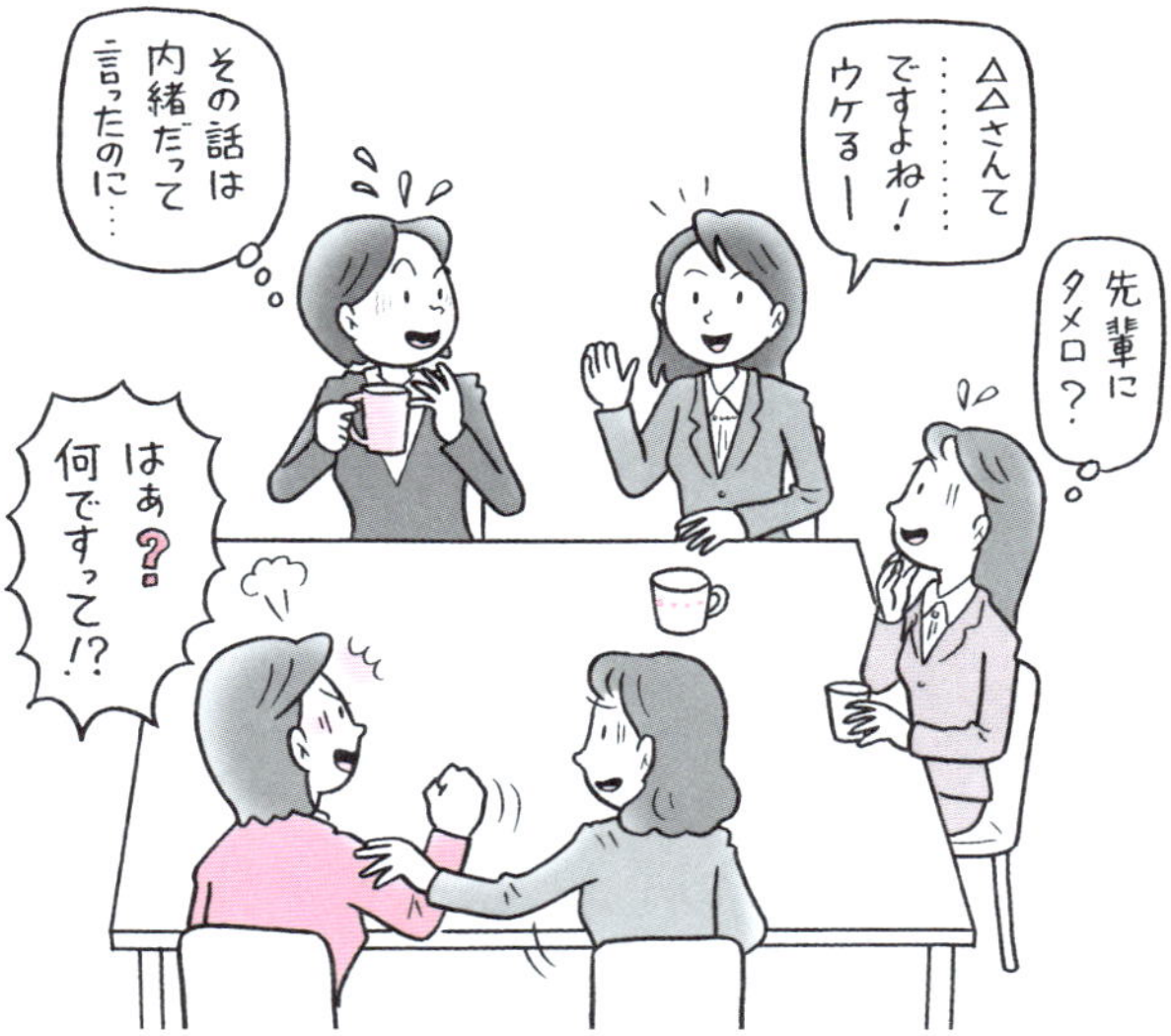
△△さんて……ですよね！ウケるー
その話は内緒だって言ったのに…
先輩にタメロ？
はぁ？何ですって!?

- □ 内緒話ができないと言われる
- □ よく約束を忘れる
- □「余計なひと言が多い」と言われる
- □ 電話での会話が苦手で相手がよく怒り出す
- □ 電車やバスが時間通りに来ないと自宅に戻ってしまうことがある

女性の発達障害
場面チェック

③ 仕事が長続きしない

やる気はあるのに、なぜか仕事が長続きしない。職場の上司や周りの同僚社員から「空気が読めないヤツ」と思われてしまいます。

- □ やる気はあるのに「やる気がない」と言われる
- □ あいさつやお礼ができない
- □ なぜか電話で怒られてしまう
- □ 上司にも同僚のように（タメロで）話してしまう

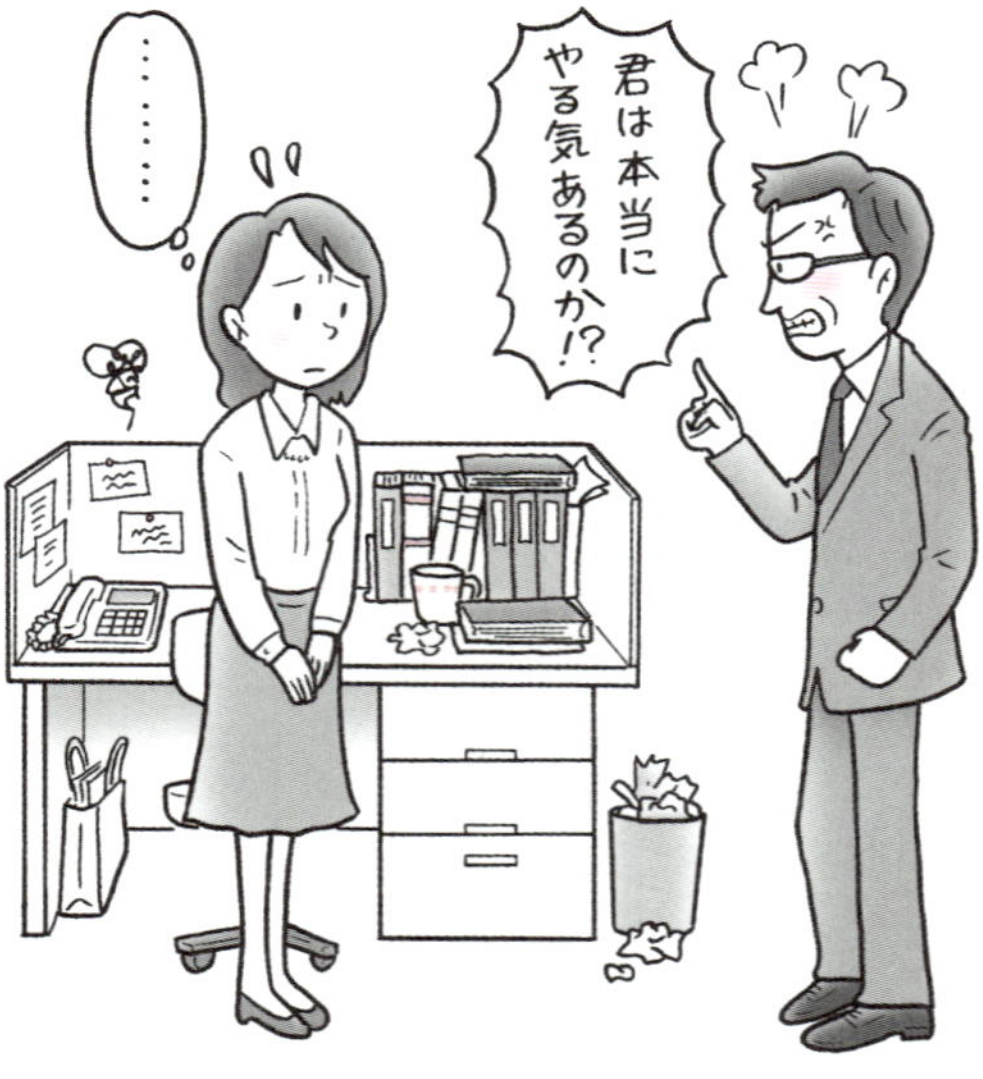

- □ 自分の仕事が終わったらすぐ帰る
- □ 始業時間に遅刻してしまう
- □ 仕事の段取りがうまくできない
- □ 机の周りを片づけられない
- □ 周りの人の仕事に興味がない
- □ 職場で大声や奇声をあげる

女性の発達障害
場面チェック

④ 次にやることがわからない

与えられた仕事に関してはきっちりやり通すのに、自分の仕事が終わったら周りがどんなに忙しくても「我関せず」の態度を取ってしまうこともあります。

- □ 自分の仕事が終わったら、次に何をすればいいのかわからない
- □ 何度も「この仕事に向いていない」と言われた
- □ 指示待ち人間だと言われる
- □ 周りと協調して仕事ができない

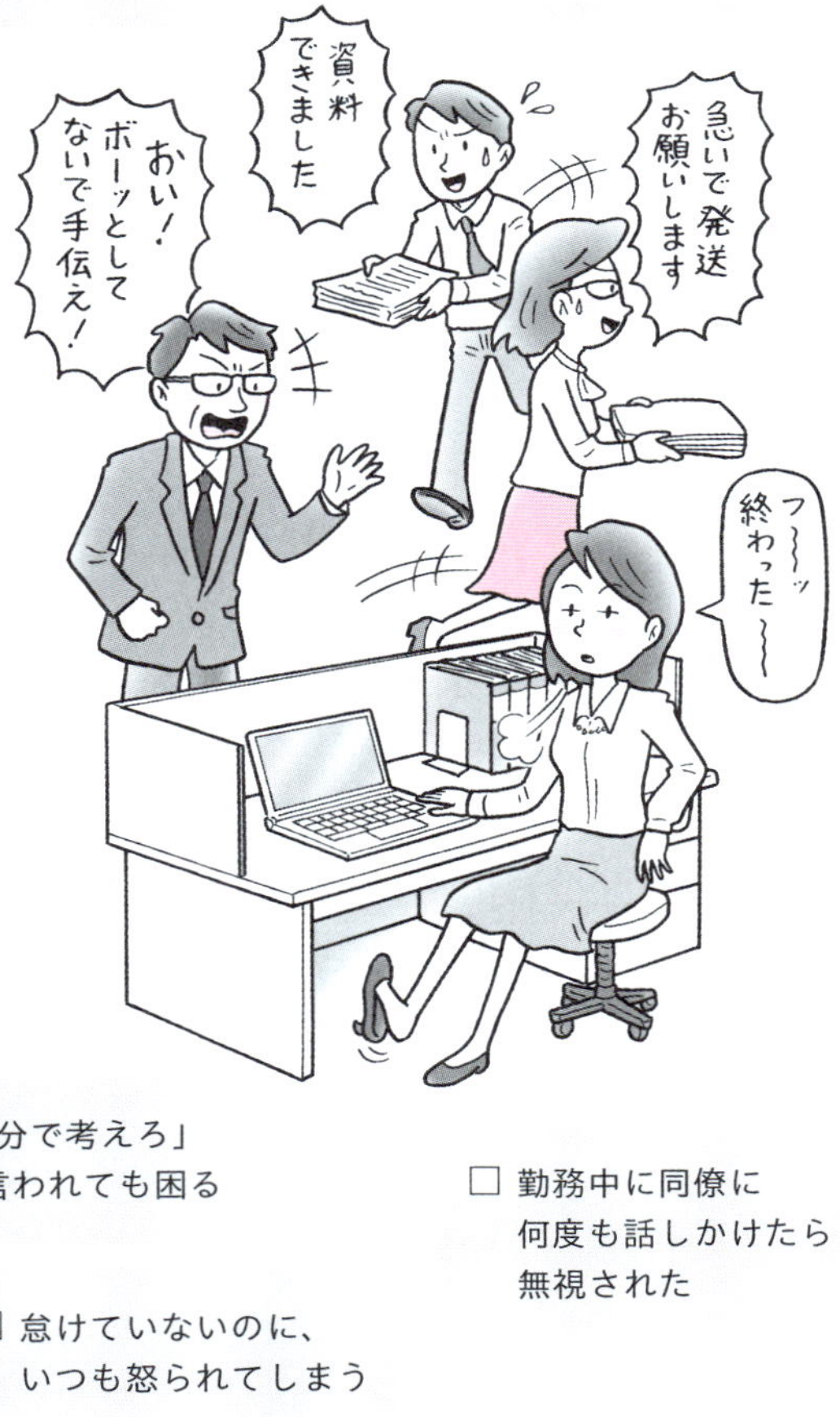
急いで発送お願いします
資料できました
おい！ボーッとしてないで手伝え！
フ〜〜ッ終わった〜〜

- □「自分で考えろ」と言われても困る
- □ 勤務中に同僚に何度も話しかけたら無視された
- □ 怠けていないのに、いつも怒られてしまう
- □ 上司の指示がわからず何度も聞いてしまう
- □「ちょっと手伝って」の意味がわからない

女性の
発達障害
場面チェック

⑤会議の内容が理解できない・忘れる

会議や打ち合わせの内容が理解できず上司からいつも叱られてしまう。定例会議に遅れたり忘れることもあります。

□ 前もって言われたことと違うことを聞かれると答えられない

□ 会議の日時を忘れてしまう

□ 渡された資料が気になって、話が耳に入ってこない

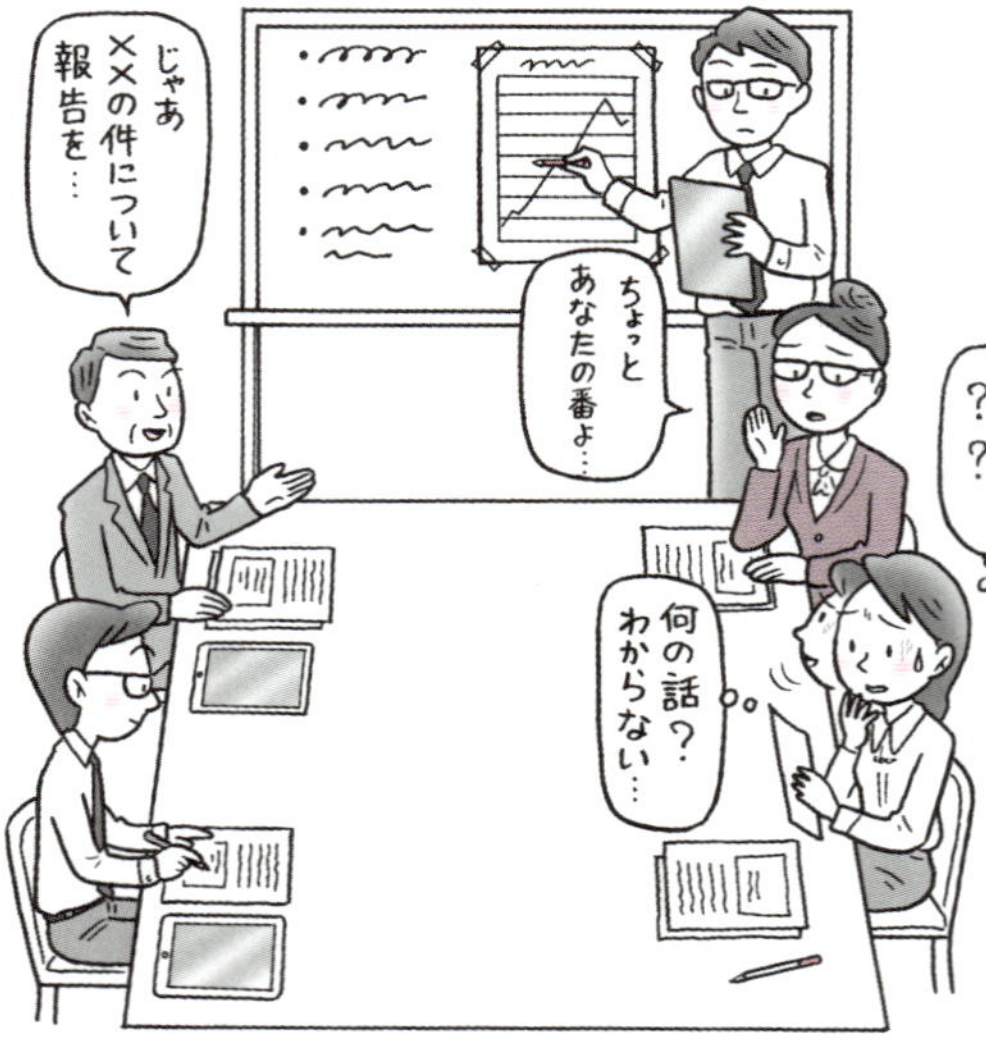

じゃあ××の件について報告を…
ちょっとあなたの番よ…
何これ？？？
何の話？わからない…

□ 会議室に入ると、なぜか落ち着かない

□ 会議と関係のない話をしてしまう

□ 会議の議題が理解できない

□ 会議中のメモが取れない

□ いつもと違う人がいると気になってしかたがない

□ 急な会議に対応できずにパニックを起こしてしまう

女性の発達障害場面チェック

⑥同じ過ちを何度も繰り返す

朝早く起きようと思っても毎朝寝坊してしまったり、同じことを何度も言われているのに、忘れてしまうこともあります。

- □ 電話を聞きながらメモが取れない
- □ 反抗的だと言われてしまう
- □ 字が汚いと何度も書き直しをさせられた
- □ 遅刻が多い
- □ 朝起きられない

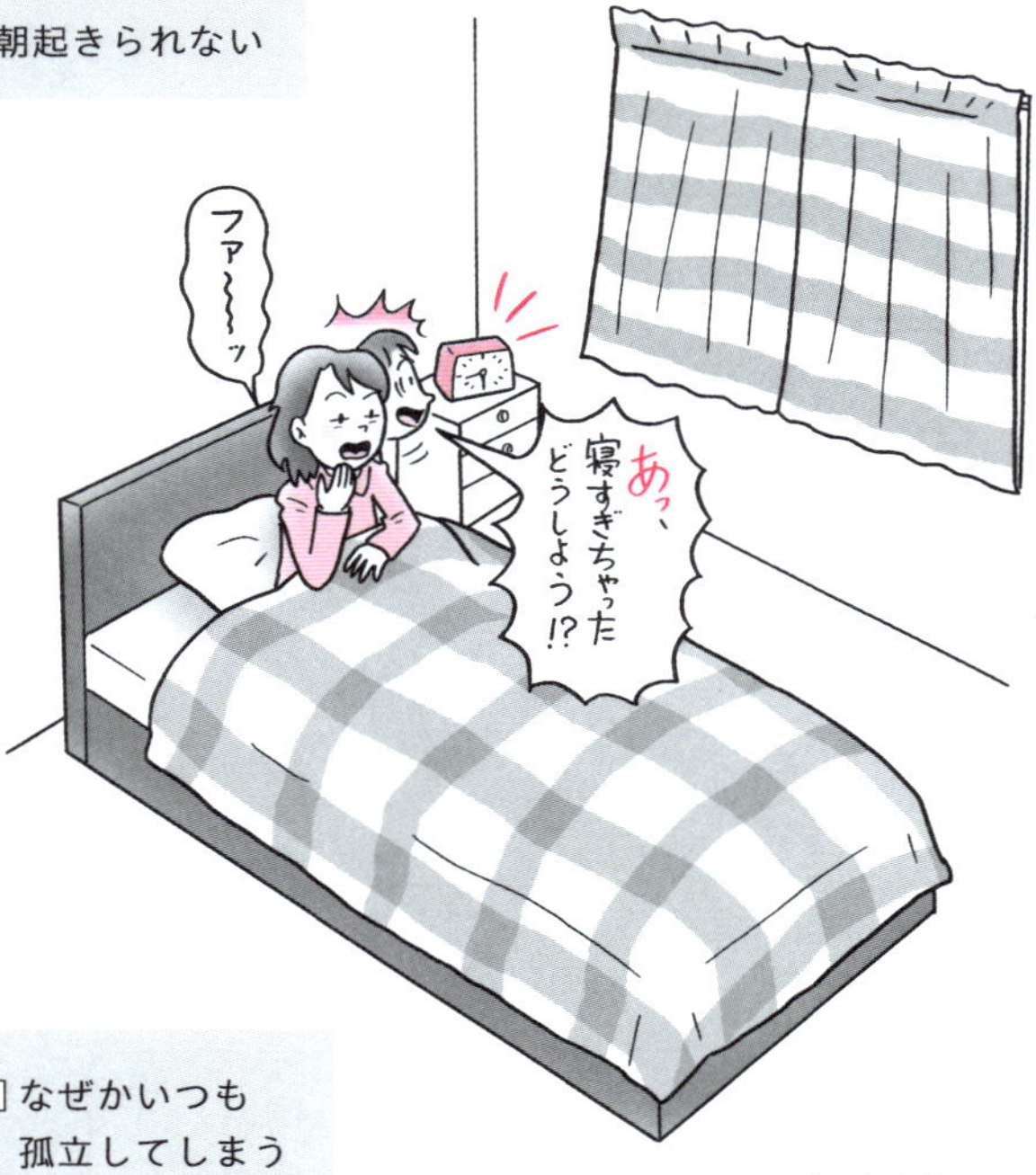

- □ なぜかいつも孤立してしまう
- □ 職場で何度も同じミスをしてしまう
- □ TPOがわからず場違いな服装をしてしまう
- □ オフィス内の音や光が気になり何度も仕事を辞めた
- □ 不潔っぽいと注意された

女性の発達障害
場面チェック

⑦体調不良を繰り返す

思春期から成人期にかけて「自分はどこか人と違う」と感じることがあります。人間関係で悩んだり、体調不良を繰り返して仕事が長続きしないこともあります。

- □ 気温・湿度・気圧や天候によっても体調が変わる
- □ 思春期頃から体調不良をくり返すようになった
- □ 家族も自分を理解していないように感じる
- □ 何日も部屋から出ないことがある
- □ 何もする気が起こらない日が何日も続く

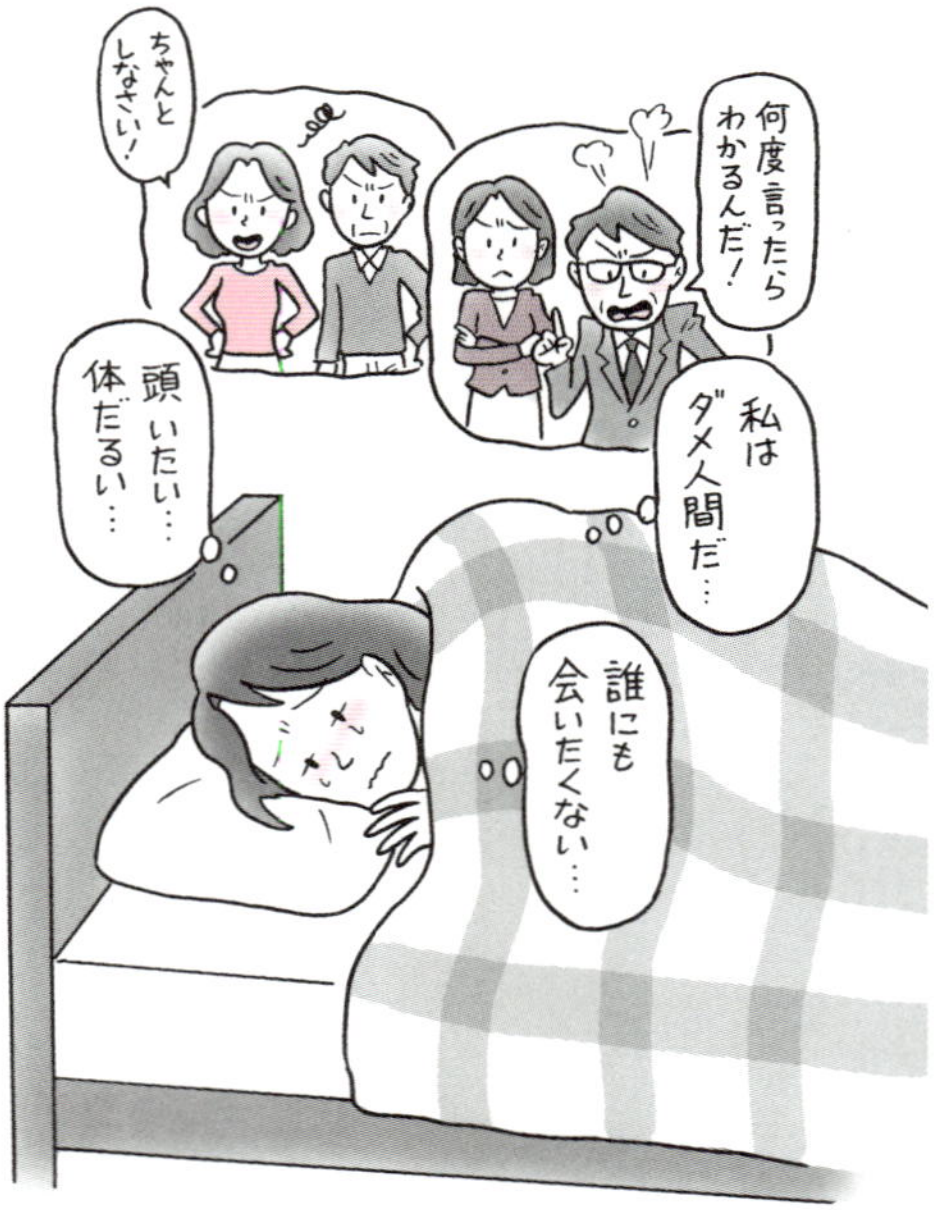

何度言ったらわかるんだ！
ちゃんとしなさい！
私はダメ人間だ…
頭いたい…体だるい…
誰にも会いたくない…

- □ バイト先や仕事でもいじめられて、何度も職場を変えたことがある
- □ 周りが自分の悪口ばかり言っているように感じる
- □ 自分をダメな人間だと思い希望が持てなくなってしまった
- □ 落ち込むと考えすぎて眠れなくなることがある

女性の発達障害
場面チェック

⑧異性との接し方がわからない、恋人ができない

友だちと恋人の境界がわからず、すぐに男性の言葉を信じてしまったり肉体関係を持ってしまう場合もあります。

- □ 友だちと恋人の違いがわからない
- □ 男性の言葉をそのまま信じやすい
- □ 誘われるとうれしくて、複数の男性と付き合った
- □ 長いメールを毎日送って怒られた

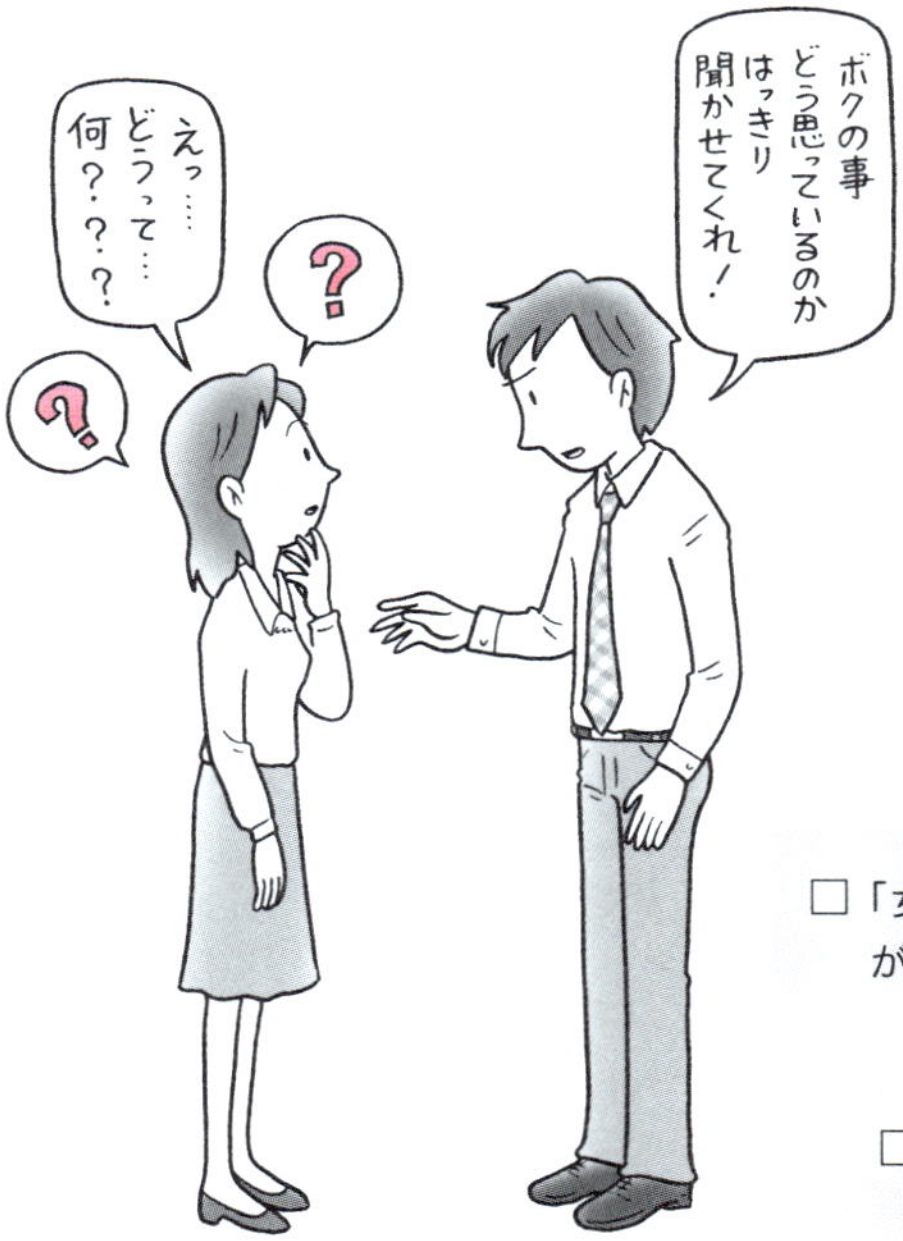
ボクの事どう思っているのかはっきり聞かせてくれ！
えっ……どうって…何？・？・？
？
？

- □「女性らしさ」がわからない
- □ 異性に興味がない
- □ メールではいろいろ言えるのに、会うとなぜか怒らせてしまう
- □ 自分の言いたいことばかり話してしまう
- □ 突然、性的な話をして相手を困惑させてしまった
- □ いつも子どもっぽい服を着ていたら「キモい」と言われた

女性の
発達障害
場面チェック

⑨金銭トラブルに巻き込まれやすい

アスペルガー症候群の人は、人の言うことを言葉通りに受け取って信じてしまうことが多いので、学校や職場などで金銭トラブルに巻き込まれてしまうケースもあります。

□「お金を借りたことを内緒にして」と言われ、返金されなくともずっと黙っていた

□「お金を貸して」と言われると断れない

□アンケートなどの勧誘をされると断れない

□誘いを断って仲間はずれになりたくない

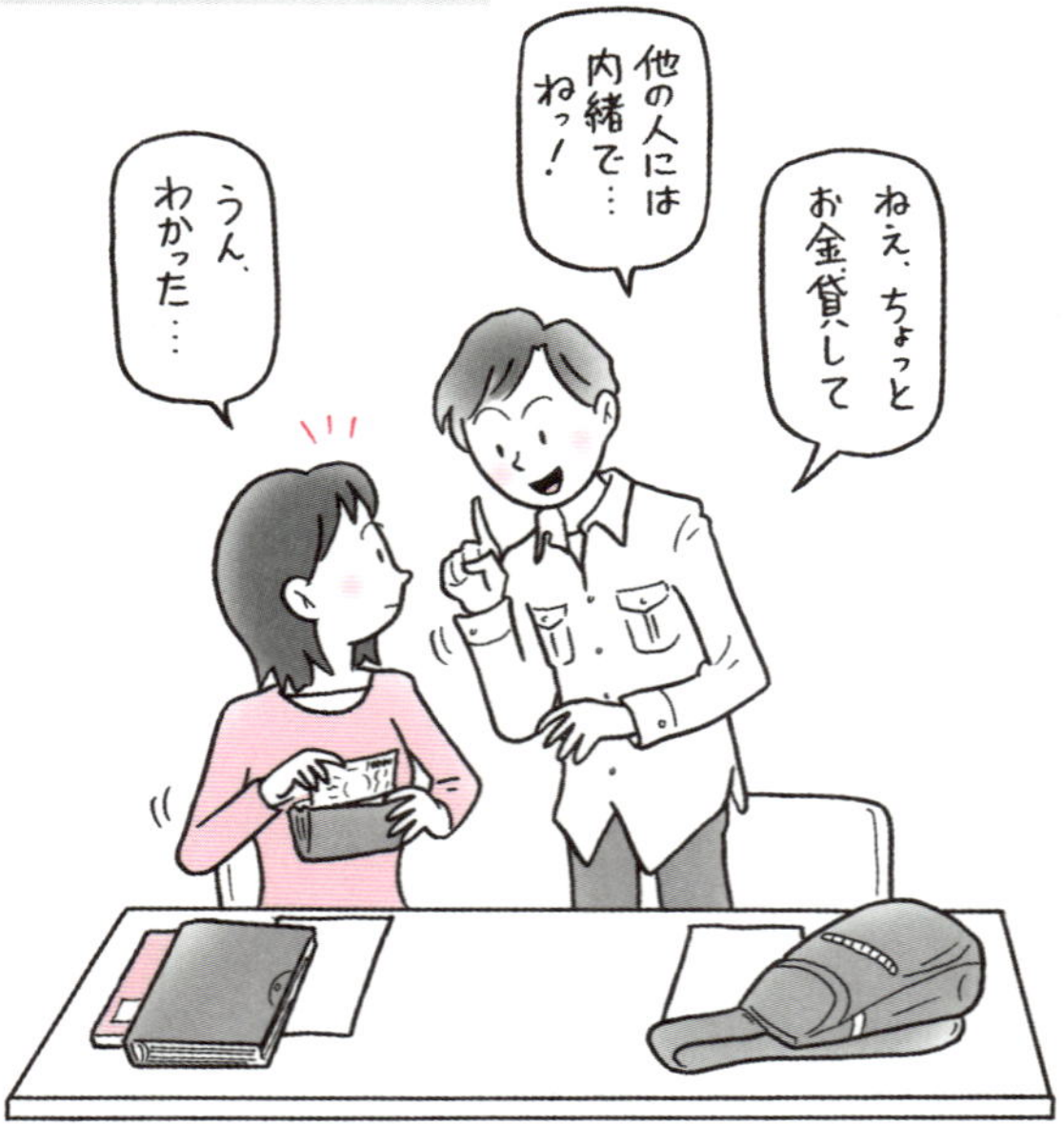

ねえ、ちょっとお金貸して
他の人には内緒で…ねっ！
うん、わかった…

□同じものをいくつも買ってしまう

□買い物に行くと勧められるままに買ってしまう

□友だちが怒りそうで「お金を返して」と言えない

□「私たちは友だちでしょ」と言われ、友人に誘われ万引きをしてしまった

女性の発達障害場面チェック

⑩「がんばれ」と言われても困る

本人に「がんばれ」と言っても、意味が通じていないことが多いようです。何をがんばるのか、特にアスペルガー症候群の人は具体的に言われないと困惑してしまうことがあります。

□「もっとがんばれ」と言われても、全力でがんばっているので困惑してしまう

□いつも怒られているように感じる

□「みんなと同じように」という意味がわからない

□「簡単な仕事なのに…」という意味がわからない

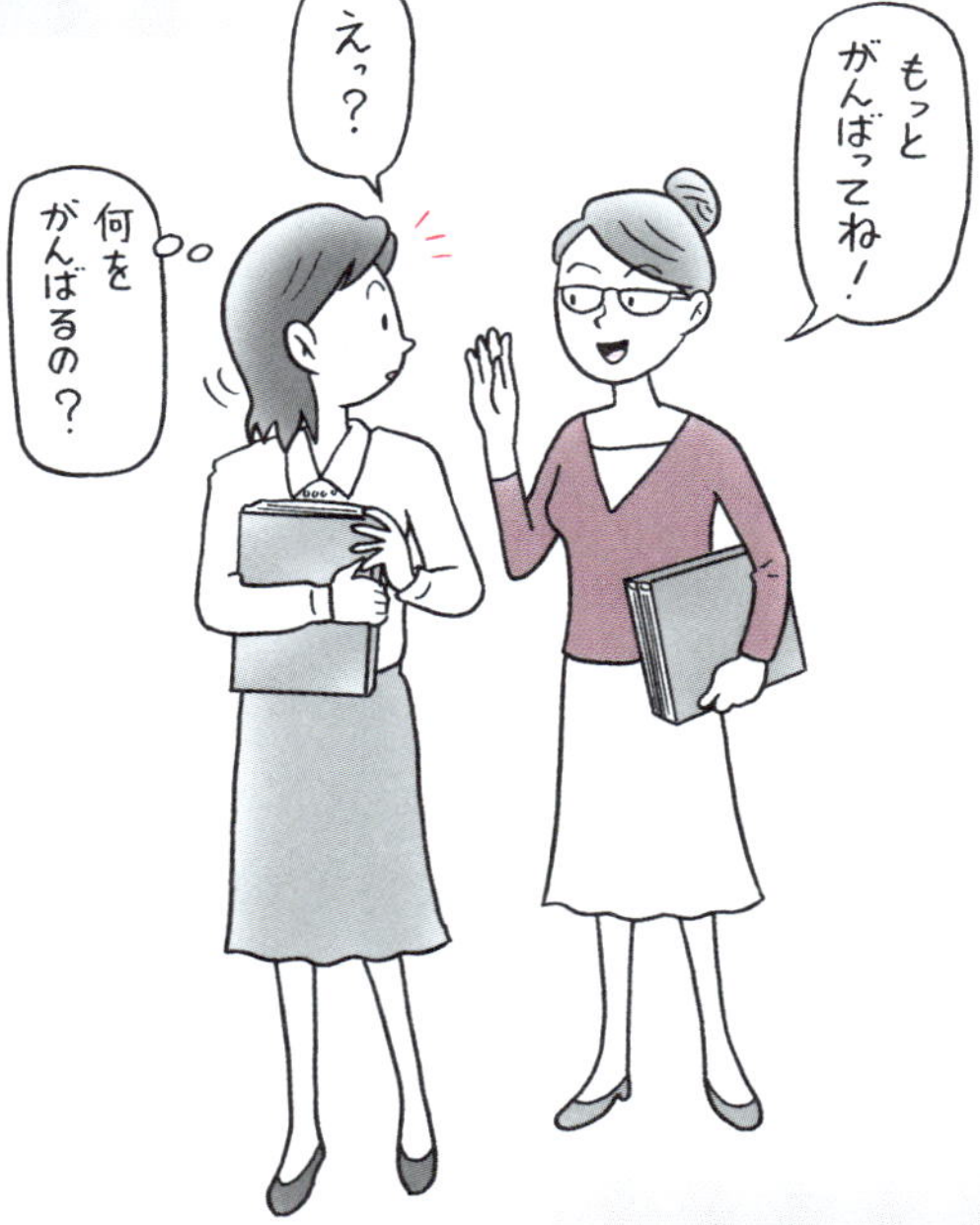

□いつも否定されているように感じる

□共同作業で自分のすることがわからない

□一生懸命仕事をしているつもりなのに認めてもらえないように感じる

□他人のやり方を認められない

基本的な特性——ASD＝自閉スペクトラム症（自閉症／アスペルガー症候群）

ASD＝自閉スペクトラム症は、「社会的なやり取りの障害」「コミュニケーションの障害」「こだわり行動」という3つの特性（三つ組みの特性）を持っています。3つの特性があり知的な遅れや言葉の遅れのないASDは、アスペルガー症候群と呼ばれる場合があります。

ASDの基本的な3つの特性

1

人との関わり方が苦手
（社会的なやり取りの障害）

- 人と目を合わせない
- 名前を呼ばれても反応しない
- 相手や状況に合わせた行動が苦手
- 自己主張が強く一方的な行動が目立つ

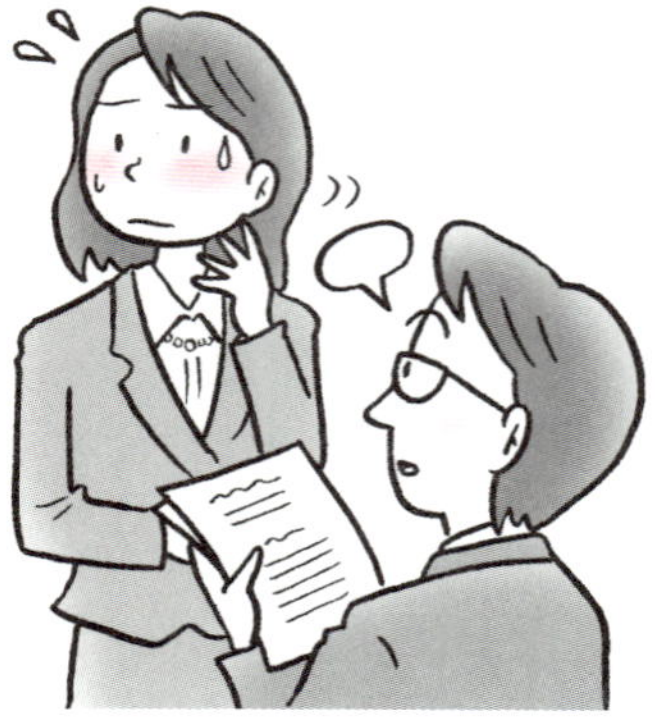

2

話の内容を理解することが苦手

（コミュニケーションの障害）

- 言われた言葉をそのまま繰り返す
- 「いってらっしゃい」「ただいま」など方向を示す言葉を間違えてしまう
- 相手の表情から気持ちを読み取れない
- 「たとえ話」を理解することが苦手

3

想像力が乏しい・こだわりが強い

（こだわり行動）

- 言われたことを表面的に受け取りやすい
- 自分だけのルールにこだわる
- 決まった順序や道順にこだわる
- 急に予定が変わるとパニックを起こす

ASD（自閉スペクトラム症）の基本的な特性

ASD（自閉スペクトラム症）は、コミュニケーション能力や社会的な関係を作る能力、そしてものごとの応用力に偏り（こだわり）があります。幼児期は、人間関係がまだ複雑でないためにASDの特性が目立たず気づかれないこともあります。

女性の場合は、思春期前後になると空気が読めず周囲になじめなかったり孤立してしまうことがあります。

また、素直で相手の言うままに行動してしまうこともあります。生活面や勉強面などで「できること」と「できないこと」がはっきりしている場合もあります。

マイペースな対人行動

- 相手の気持ち・状況を考えないマイペースな言動が目立つ
- 人見知りしない
- よく話すが、自分の言いたいことだけを中心に話す
- 思いついたことをそのまますぐ口に出してしまう
- 友だちと遊んでいても、飽きたり他に興味が移ると、途中でも平気で抜けてしまう
- 周囲からは、自分勝手でわがままと思われることが多い

衝動性があり、注意が集中できない状態」を指します。

3つの特性を子どもの場合に限って説明してみましょう。子どもの頃を思い出してみてください。

［不注意］

◆集中力がない

◆モノをよくなくす

◆細かいことに気がつかない

◆忘れ物が多い

◆特定のことに注意を留めておくことが困難で、課題に取り組んでもすぐに飽きてしまう。

［多動性］

◆じっとしていられない

◆授業中も席を立ってウロウロする

◆静かに遊んだり、読書をしたりすることが苦手

◆手や足をいつも動かしている

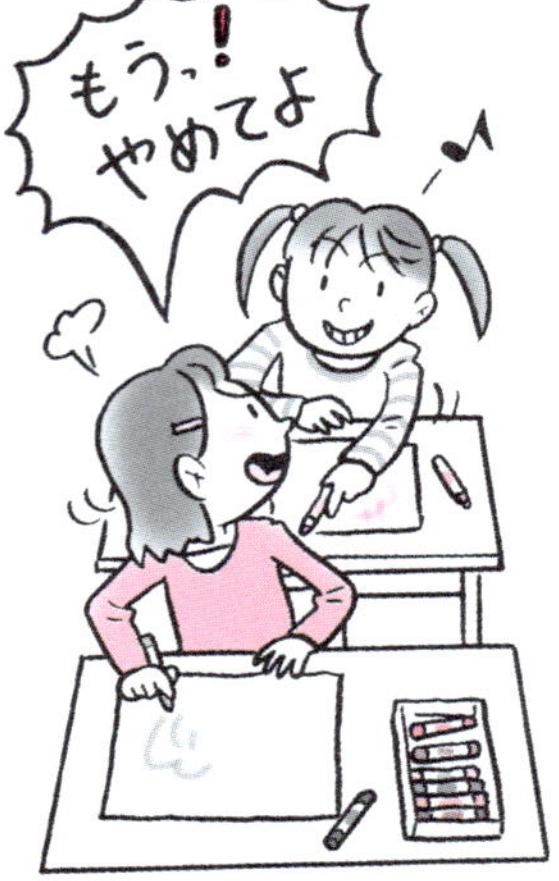

◆授業中でも大きな物音をたてたりする

［衝動性］

◆順番を待てない
◆列に割り込む
◆先生からあてられていないのに答える
◆他の児童に干渉する

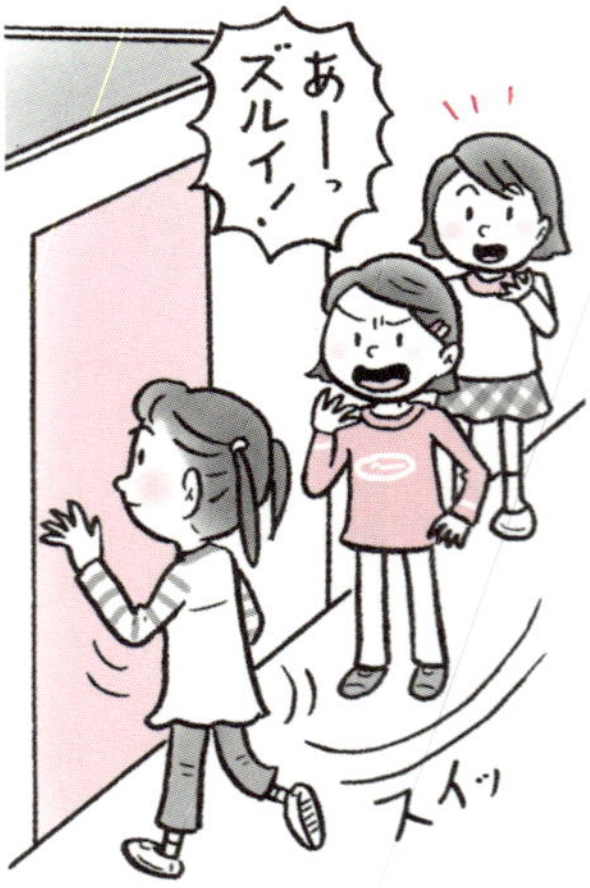

ＡＤＨＤの子どもはこうした特性の他に、他の障害を併せ持つ場合も多くあります。例えば、ＬＤを併せ持っている子は６割、不安障害や気分障害を併せ持っている子は２〜７割となっています。また、自分の興味のあることに対しては、驚くほど集中することができます。ＡＤＨＤは頭の中が自分の興味のあることでいっぱいになっていて、その他のものが入ってこないとも言えるのです。

ＡＤＨＤの特性は、小学校入学前に現れる場合が多い

ＡＤＨＤの子どもの特性は４歳以前、遅くとも７歳以前に現れてくることが多いですが、12歳頃に気づかれることもあります。一方、多動があまり目立たず、注意が集中できないことを主に訴える注意欠如障害（ＡＤＤ＝Attention-Deficit Disorder）の子どもは、問題行動がそれほど目立たないこともあって、青年期まで、もしくは青年期以降もきちんとした診断がされないことがあります。実はＡＤＨＤという診断名が用いられるまでには、いろいろと変遷がありました。初めて本で紹介されたのは１８４５年にドイツの医師、ハインリッヒ・ホフマンが自分の子どものために作った絵本『もじゃもじゃペーター』でした。１９４０年頃には、軽い脳炎後や頭部外傷を受けた子どもたちが、後になって極端によく動き、過度に不注意で、衝動的になることがあることから、ＡＤＨＤは脳に何らかの微細な損傷が起きたために症状が現れてきたのだと考えられ、微細脳損傷症候群と呼ばれたり、一過性の脳の機能不全と考えられて微細脳機能不全症候群とも呼ばれたりしていました。また、症状そのものを表す診断名として小児期多動反応、過活動児童症候群などとも呼ばれていたのです。その後、ＤＳＭ（Ｐ11参照）などが診断に使われるようになり、「多動が中心の症状ではなく、注意を集中あるいは持続することが困難（不注意）なために、多動、衝動的になる」と考えられ、ＡＤＨＤという診断名が用いられるようになっています。ＡＤＨＤは、男性より女性に多い発達障害ともいわれていますが、その理由はまだわかっていません。

基本的な特性

LD＝学習障害

LDとは、英語のLearning Disorderの略で日本では学習障害と訳されます。医療的な意味の障害ではありません。脳の認知機能＝「聞く」「話す」「読む」「書く」「計算する」「推論する」といった能力のいずれかに不具合が生じたシステムの問題ととらえられています。

LDの基本的な特性は、6つの能力の問題

LDの基本的な特性は、知能全般は正常であっても「聞く」「話す」「読む」「書く」「計算する」「推論する」といった6つの能力の1つ以上の修得や使用に障害がある状態を指します。LDの特性は、同じように現れるのではなく一人ひとり異なります。また他の発達障害と併存している場合もあります。

聞くことの障害

- 会話が理解できない
- 文章の聞き取りができない
- 書き取りが苦手
- 単語や言葉の聞き誤りが多い
- 長い話を理解するのが苦手
- 長い話に集中できない
- 言葉の復唱ができない

話すことの障害

- 筋道を立てて話すことが苦手
- 文章として話すことが苦手
- 会話に余分な言葉が入ってしまう
- 同じ内容を違う言い回しで話せない
- 話が回りくどく、結論までいかない

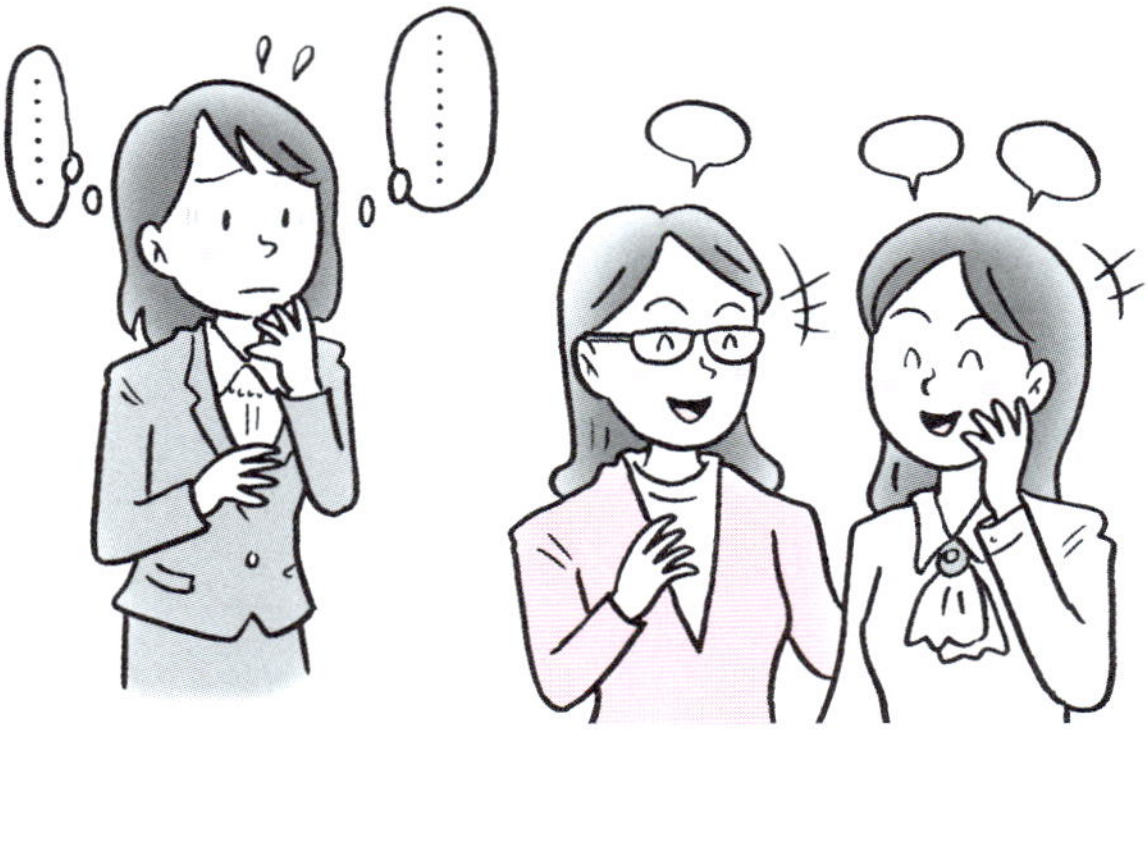

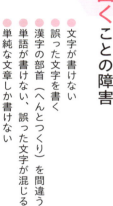

読むことの障害

- 文字を発音できない
- 間違った発音をする
- 促音（小さな「っ」）や拗音（小さな「や」「ゆ」「よ」）を発音できない
- 単語を読み誤る（例えば「つくえ」を「つえく」と読んでしまうなど）
- 文字や単語を抜かして読む
- 読むのが遅い
- 文章の音読はできるが、意味が理解できない

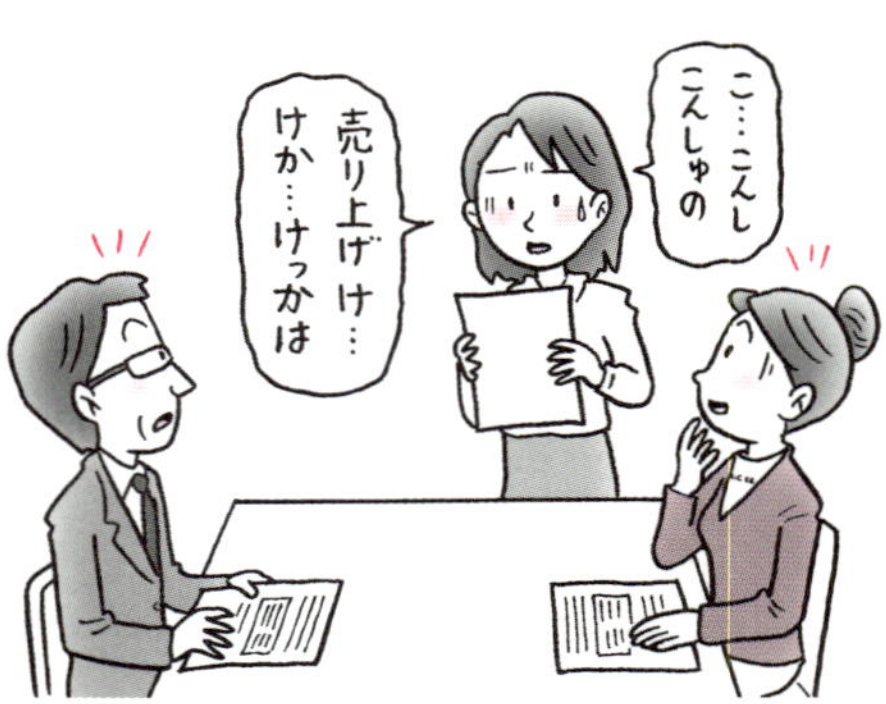
こ…こんし
こんしゅの
売り上げけ…
けか…けっかは

書くことの障害

- 文字が書けない
- 誤った文字を書く
- 漢字の部首（へんとつくり）を間違う
- 単語が書けない、誤った文字が混じる
- 単純な文章しか書けない
- 文法的な誤りが多い（「てにをは」の誤りなど）

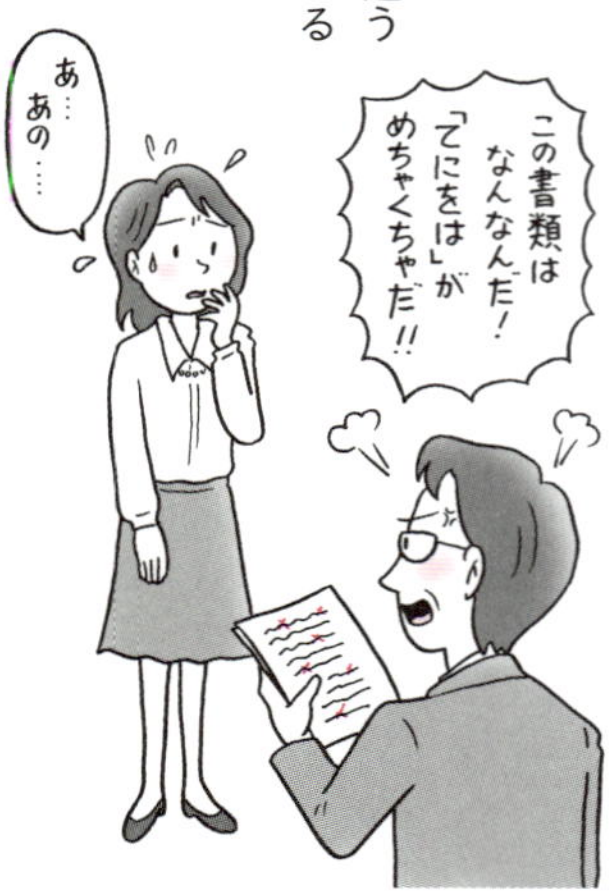
この書類はなんなんだ！「てにをは」がめちゃくちゃだ!!
あ…あの……

計算することの障害

- 数字の位どりが理解できない
- 繰り上がり、繰り下がりが理解できない
- 九九を暗記していても計算に使えない
- 暗算ができない

推論することの障害

- 算数の応用問題・証明問題・図形問題が苦手
- 因果関係の理解・説明が苦手
- 長文読解が苦手
- 直接示されていないことを推測することが苦手

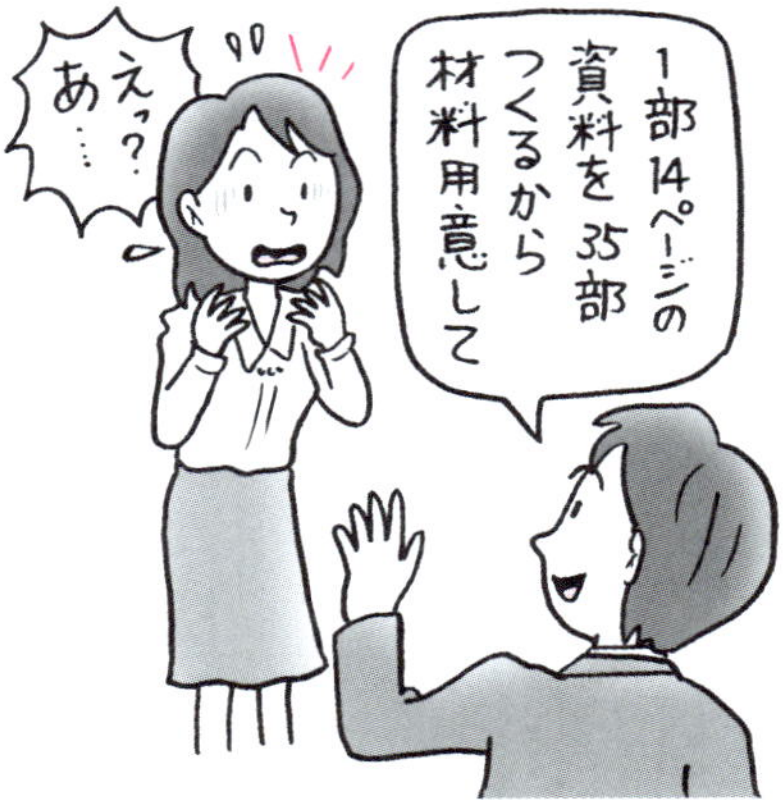
1部14ページの資料を35部つくるから材料用意して
えっ？あ…

解説

発達障害の女性をどのように支援するか

宮尾益知

発達障害の女性は、ずっとできないことで怒られ続け、周りから馬鹿にされ、やる気も自信を失って、気力もなくなっている場合もあります。こんな思いの積み重ねですから、たくさんの悲しみを背負っていることになるのです。ではどうすればよいでしょう、怒ったり諭したりする前に、まずは共感することが大事です。

支援の基本は相手を理解すること

支援の基本は、自分と違う考えの人なんだというように考えて、今までの考え方を変えることから始めましょう。できないだめな人ではなく一生懸命やろうとしてもできないのだと思ってください。

さらに、その人が理解できる方法で支援してあげる。自分ができると思う範囲ではなく、その人の持つパワーでできる範囲を想定しましょう。その人の特性を理解し支援してあげればよいのです。

口だけではなく、手取り足取り、言葉ではなく見せながら理解できるようにしてあげた方がよいかもしれません。注意したことが、「理解してもらえていない」「思ったようにできない」と思った時には、教え方、説明の仕方、時間のかけ方がその人に合っていないのかもしれません。方法ややり方を変えてみましょう。

話し方、言い方にも気をつけましょう。相手の表情を読めないことも多いので、言葉の調子で判断することになります。強い口調は怒っていると思われてしまいます。淡々と平坦な話し方でゆっくり話すことが基本です。

共感できる友だちとだけ付き合う

小学校高学年になると、女の子同士の付き合いが難しくなります。いわゆるガールズトークです。不十分な言葉と非言語的なコミュニケーションが時と場所を選ばず行われていくということですが、発達障害の女性には、最も苦手なことだと思います。私も以前、女児会SST*を企画してみましたが、内容を聞いて、会話の移り変わりの激しさに理解するのを諦めてしまいました。

10年以上女子大でSSTを行い、小学校3年生からは女子だけのSSTを続けてきましたが、私の患者さんの中にはある程度ガールズトークができるようになった女性がいます。ただ、このようなことは通常不可能ですから女の子と付き合わなくても、一人でも自分の趣味に生きることや同じ趣味を持つ人といつか出会うことを信じた方が現実的だと思います。

大人になってもガールズトークが必要なシーンは、休憩の時、昼食を食べる時、ロッカールームなどでも起こってきます。

人の話を聞く姿勢、相づちの打ち方、皆に有用な情報など引き出しをいくつか用意しておいて使ってみる努力をしつつ、一人でも良いと思う気持ちも持つようにした方が良いと思います。そのような気持ちの持ち主が複数いると、人間関係の悩みは半減するはずです。

大学での理解者や友だちの見つけ方

高校時代までは、スケジュールと目標が決まっています。つらいこともありますが、どこでどうすれば良いのかはわかりやすいでしょう。大学時代は高校時代までと違い、自主的な行動が尊重され、自由であるかもしれませんが、しかし、さまざまなトラブルが起きた際に、誰も話を聞いてくれないことがあります。その時は、まず誰に相談すればよいのかを考えることから始めます。いろいろな相談にのってくれる人や学生相談室、カウンセリングルームに行き、具体的に聞いてみましょう。住む場所、食事をする場所、友だちの作り方、授業の受け方など当たり前のようなことでも聞くようにしましょう。

また、自分の味方や友だちを作ることも重要です。まず説明会で隣に座った人に話しかけてみましょう。住所や通学経路、学科、趣味などを聞き、共通することがあれば、一緒に何か食べてみてください。自動販売機でも、コンビニでもかまいません。もちろん、カフェや食堂に一緒に行ければ最

＊ SST ＝ソーシャルスキルトレーニング

高です。聞き上手な人、共感してくれる人が、友だちとして最もよい人だと思います。まとまりのない話をしても、上手にまとめてくれて、「要するにこういうことだよね」と言いながら共感してくれれば最高です。しかし、適切な距離を取って付き合うことも重要なことです。日本の社会では、簡単に相手のプライバシーに踏み込んでしまうことがあります。適切な距離を取るようにしましょう。

悩んだ時の「逃げ方・場所」を見つけることも大事

その他にも大学では高校のようにすべての時間割を埋めないようにする、科目は取り過ぎない、休む時間を作る、自分の世界を大事にするといったことも大切です。リラックスの仕方などアドバイスももらっておきましょう。大学では、多くの学生が5月頃に第一の危機が訪れます。何もかもうまくいかなくなって、どうしたらいいかわからなくなります。まだ親身に相談にのってくれる人はいませんし、授業やサークルへの力の入れ方もどのくらいが「適当」なのかもわかりません。

もし疲れてしまったり授業が負担に感じた時は、思い切って休んでみましょう。引きこもったり、どこかに出かけることもいいでしょう。期間は2週間程度が適切です。罪悪感を持たず、当たり前のようにこの時間を取ることで、その後の大変な状況を免れることができます。毎年春のこの頃には、プチ危機が訪れますし、部活、異性などでも困ったことは起こってきます。

第二の最も重大な危機は卒論と就活が同時に訪れる時期です。この頃にどちらもうまくいかず、卒論と就活の2つを行わなければならないために、うつ状態や時には統合失調症のような状態になったりします。このような状態に感じられる時には、同時に2つのことはしないようにします。

異性との付き合いでは、同性と違った意味での難しさがあります。表面と裏面、言葉の裏の意味、非言語的なメッセージが理解できないために性的被害にあうこともあります。遅い時間、閉鎖的な場所で男性の中に女性一人でいない、必ず同性の人といること、嫌なことがあったら拒否することが大切です。

第2章

女性のASD（自閉スペクトラム症）代表的な行動パターン

ASD（自閉スペクトラム症）の主な特性は、「社会性の欠如」「コミュニケーションの難しさ」「想像力の欠如」の3つ（三つ組の特性）です。しかし、女性の場合は、幼児期にASDの特性が目立たないことがあり、成長とともに男性の場合とは違う悩みを感じることが多くなります。

アスペルガー症候群の女性は、女の子っぽいことが苦手!?

ASDの中でも知的な遅れのないアスペルガー症候群に関するこれまでの情報は、ほとんど男性に関するものだといってもいいかもしれません。実は女性の場合は、行動も悩みも異なります。

アスペルガー症候群の診断基準は、男性向け!?

現在の診断基準では、アスペルガー症候群という診断名はなくなりましたが、知的に遅れがない女性の場合はこの診断名で説明した方が理解しやすいと考えますので、このまま使います。

男性の場合、「目を合わせない」「こだわりが強い」といったASDの特性が3歳以前からみられます。しかし、女性の場合は幼児期にほとんど特性が目立たず、10歳前後になってきて、他人との「ズレ」を感じ始めることが多いようです。

ＡＳＤの中でも知的な遅れのないアスペルガー症候群は、オーストリアのアスペルガーという小児科医が他の子どもたちとうまく人間関係が築けない４人の子どもたちの症例を報告したことに由来します。それが後にイギリスの精神科医ローナ・ウイングによりアスペルガー症候群と名付けられました。すなわち、アスペルガー症候群の特性は、男性だけの例を基に

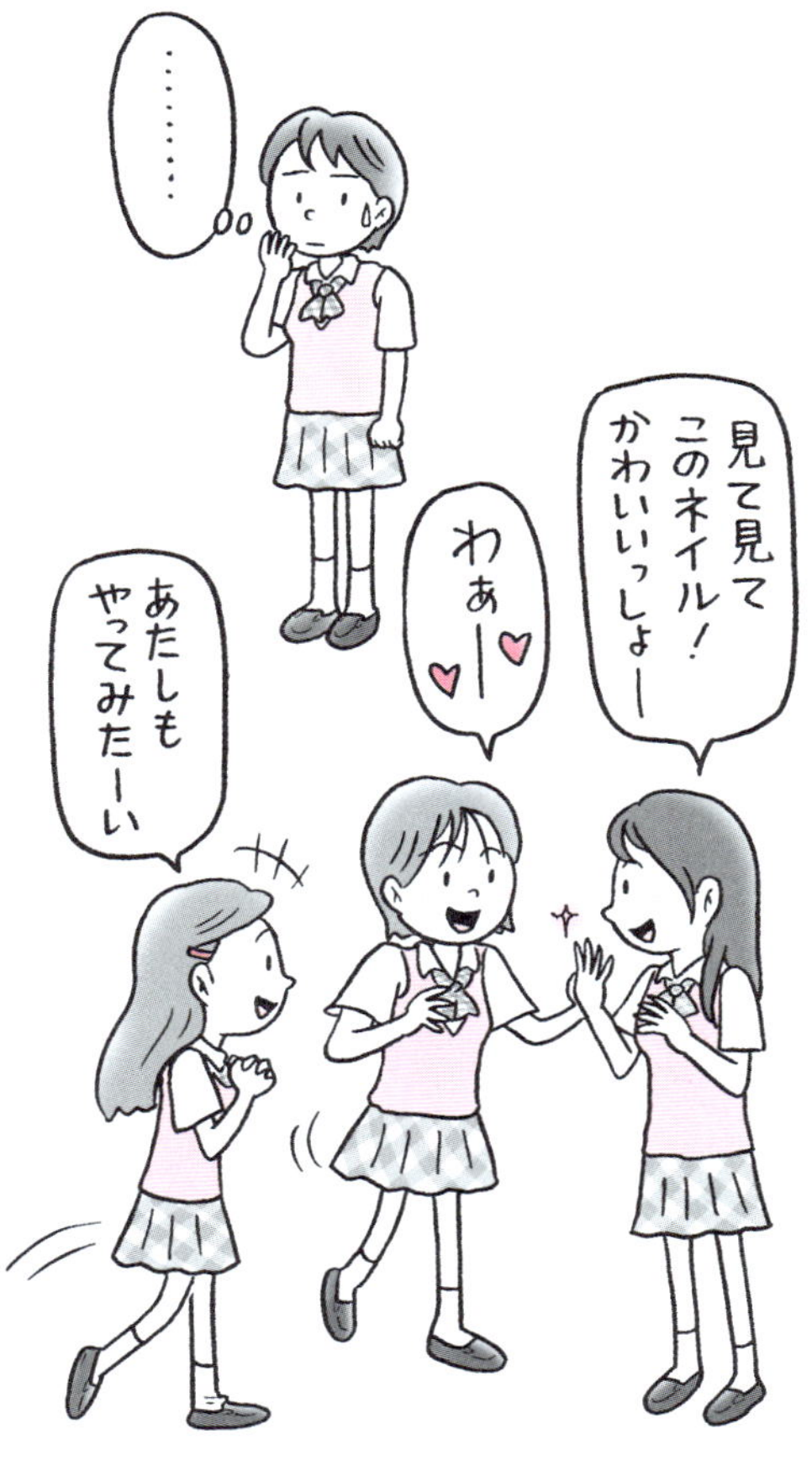
…………
見て見て
このネイル！
かわいいっしょー
わぁー
あたしも
やってみたーい

まとめられたのです。したがって当初は、女性の特性はよく知られていなかったのです。

その後、アスペルガー症候群の診断基準が確立されてからも症例の中心はやはり男性でした。今では女性に対する研究も進み、男女では特性の現れ方や時期が違うということがわかってきました。

自分でもアスペルガー症候群に気がつかない場合もある

男性は、アスペルガー症候群の特性が早く現れるので、周囲が気づいて支援も早くから受けられます。しかし女性の場合、男性と同じような時期になかなか気づいてもらえず、本人も気づいていない場合もあります。

男の子の場合、「積極奇異型」といって特性が問題行動に現れるケースが多いということもあります。それに対して女の子は、自分から行動を起こすより人に指示された通りに行動したり、言われたことを素直に信じてしまう「受動型」が多いという面もあるようです。

思春期前後に感じる周囲との違和感

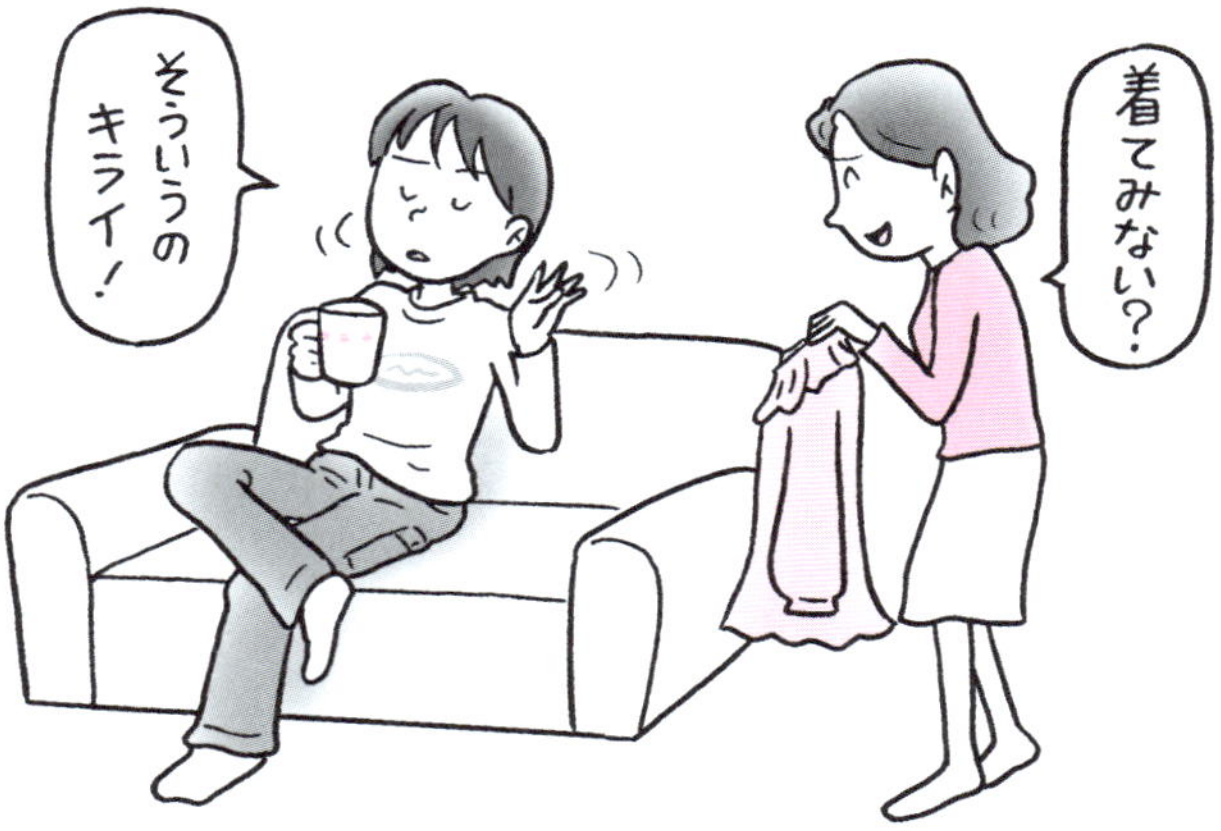

ところが、女の子も思春期が近づくとともに生活習慣や交友関係が複雑になってくると特性が顕著になってきます。

例えば、女の子らしい服装よりも男の子っぽい服装にこだわったり、会話がかみ合わずに周囲との人間関係に「ズレ」を感じてきて、家族や周囲から発達障害に気づかれることも多いようです。

DSM-5（アメリカ精神医学会の診断・統計マニュアル）では、自閉症スペクトラム障害の特徴として興味深い文言が登場しました。社会的要求が（本人の）制限されたキャパシティを超えるまでは表面化しなかったり、後の人生で獲得した戦略によってマスク（かくれている）されている場合もあるということです。

代表的な行動パターン①

思春期前後から感じる人間関係の悩み

アスペルガー症候群の女性は、思春期前後になるとガールズトークや女の子同士の仲間意識など人間関係に悩みを感じるようになります。

よくみられる行動

アスペルガー症候群の女性は、成長とともに「人間関係」の悩みが大きくなります。

行動 ①

ガールズトークが苦手

女性のグループ内だけに通じる会話についていけず無視されたり仲間はずれにされたりします

行動 ②

思ったことを口に出してしまう

相手の立場を考えることが苦手で、「ヘアスタイルが似合っていない」などと、思ったことを口に出してしまい、周囲から敬遠されてしまいます

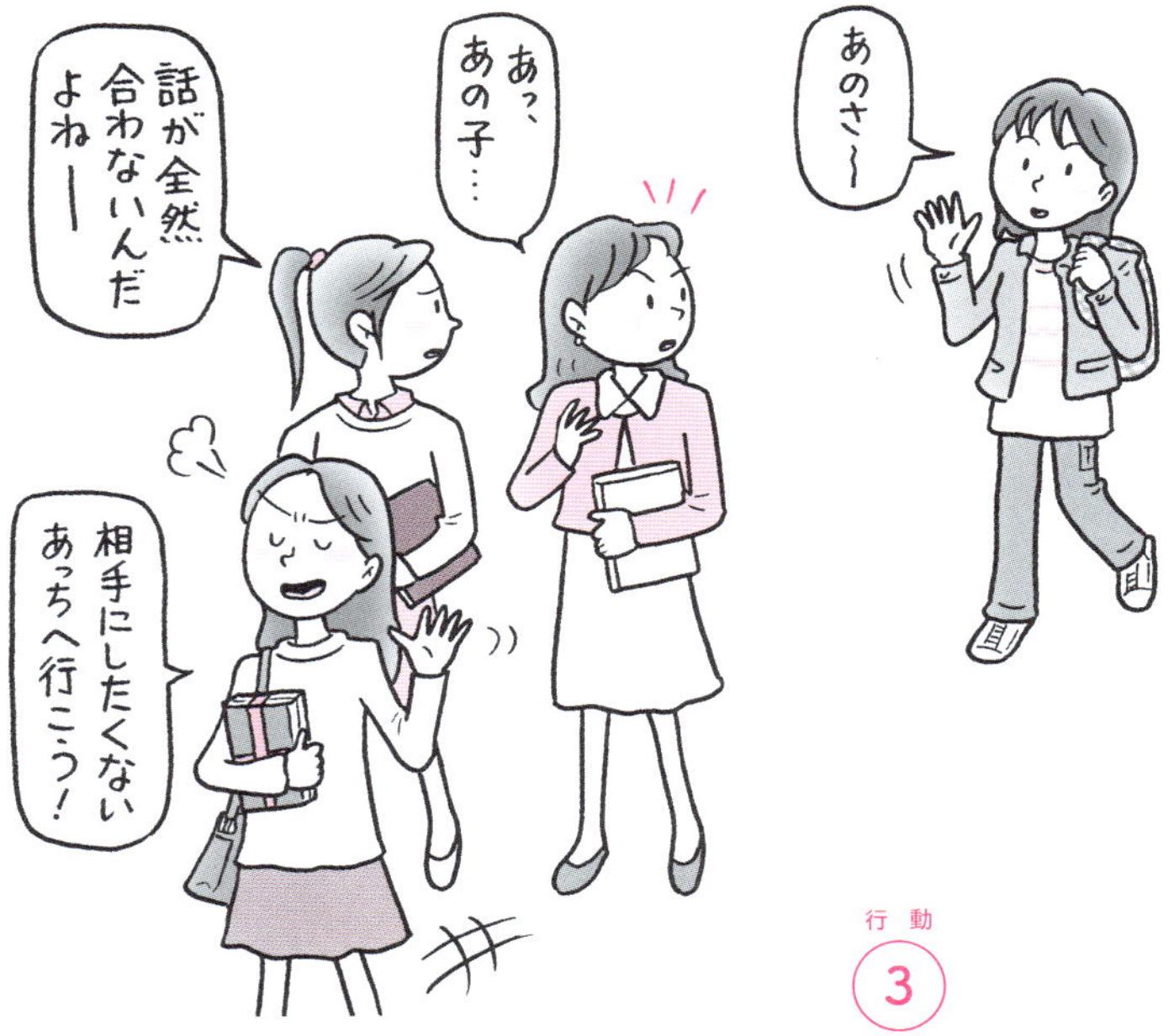
あのさ〜
あっ、あの子…
話が合わないんだよねー
相手にしたくない あっちへ行こう!

行動
③

極端に素直

「○○さんは太っているから友だちができないんだよ」などと言われると、やせれば友だちができると思い、摂食障害を起こしてしまう場合もあります。相手の言うことを否定しないのは、不安が強いためだと考えられます

行動
④

あいまいな話、冗談が苦手

「元気？」「大丈夫？」「今日は楽しみ」などといったあいまいな表現や皮肉や冗談が苦手で、会話が成立しないこともあります

その結果

孤立してしまう

自分がなぜ敬遠されたり無視されるのか思い当たらず、
孤立して強い劣等感を抱えてしまうこともあります

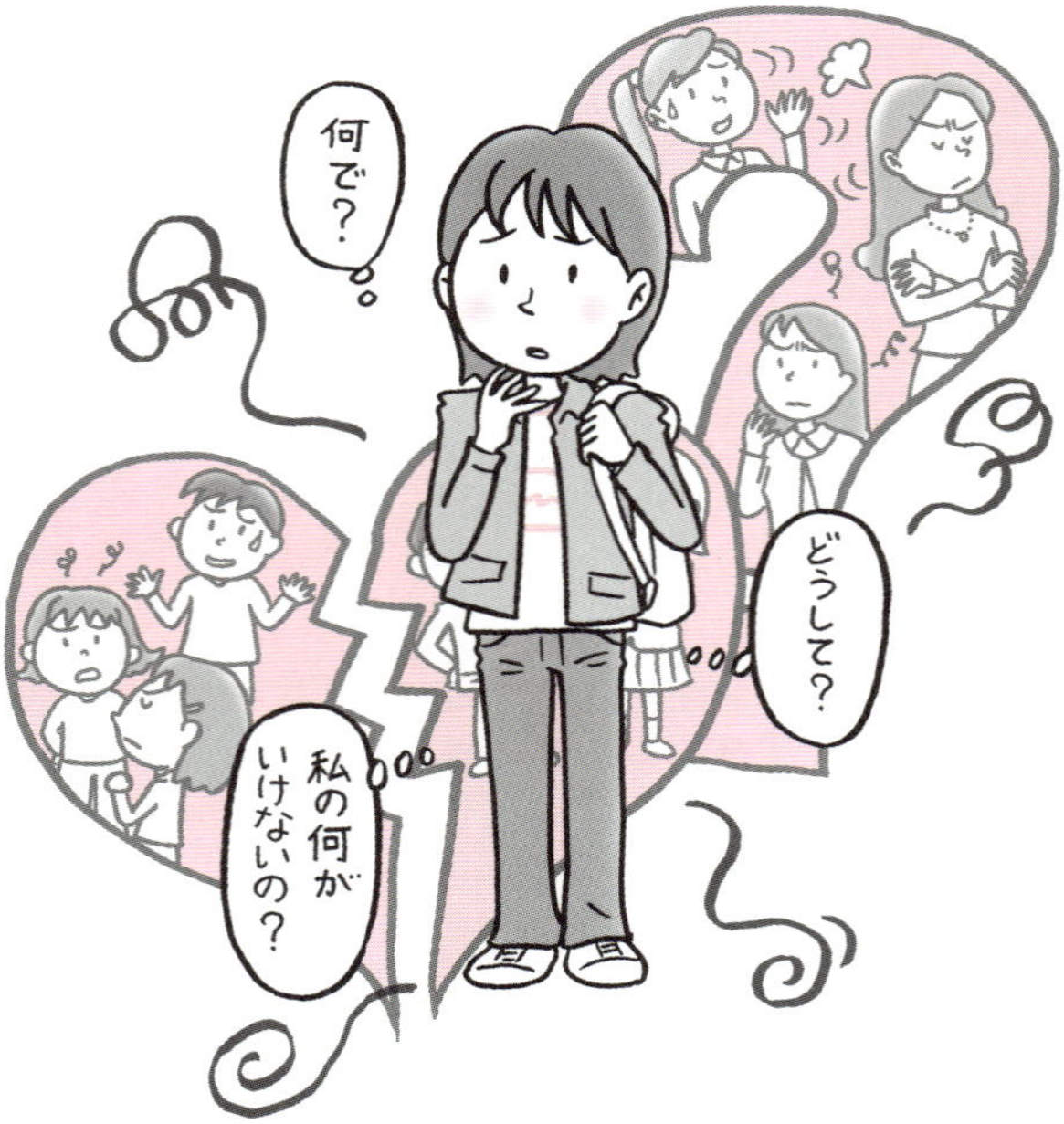

サポートと対応法

アスペルガー症候群の女性に対しては、特性を理解してあげることがサポートの基本です

交友関係

1、社会性の問題からグループ意識や仲間との関係性を結びにくい面があります。無理に友だちと遊ばなくてもいい、ということを説明します

2、無理に友だちはつくらず理解してくれる友だちを一人でも見つけてあげるようにしましょう

3、一人でも好きな趣味などがあれば、認めてあげることで落ち着いてくる場合があります

会話

1、「今日はどうする？」→「調べたいものがあるから図書館へ行こう」というように、あいまいな表現ではなく、理由を付け加えて具体的に何をするか話します

2、冗談や言葉の裏を読めないこともあるので、はっきり理解できる言葉を使います

3、相手の言うことを聞かず一方的に話す場合は、話をさえぎらず、聞いてあげる姿勢も必要です

周囲が理解する

アスペルガー症候群の女性は、相手が怒っているのか笑っているのか表情を読めない場合もあります。強い口調は、すべて怒っているように理解してしまいます。特性を説明して、周囲に理解してもらうことが重要です

代表的な行動パターン②

「得意」「不得意」が極端な場合がある

アスペルガー症候群の女性は、勉強面や生活面において「できること」「できないこと」がはっきりしています。

よくみられる行動

知的な遅れのないアスペルガー症候群の場合、小学校までは勉強のできた子どもが中学に進学すると、急に授業についていけなくなり強い劣等感を抱えてしまうこともあります。

行動 1

得意な科目はいつも満点

記憶することが得意で地理や歴史などは、いつも満点かそれに近い点を取ることができます

行動 ②

苦手な科目についていけない

作文や数学の証明問題など、読解力や想像力が必要な科目が苦手で授業についていけない場合があります

行動 ③

スポーツのルールを理解できない

運動機能の偏りからスポーツが苦手だったり、バスケットボールやサッカーなど団体競技のルールがすぐには理解できない場合があります

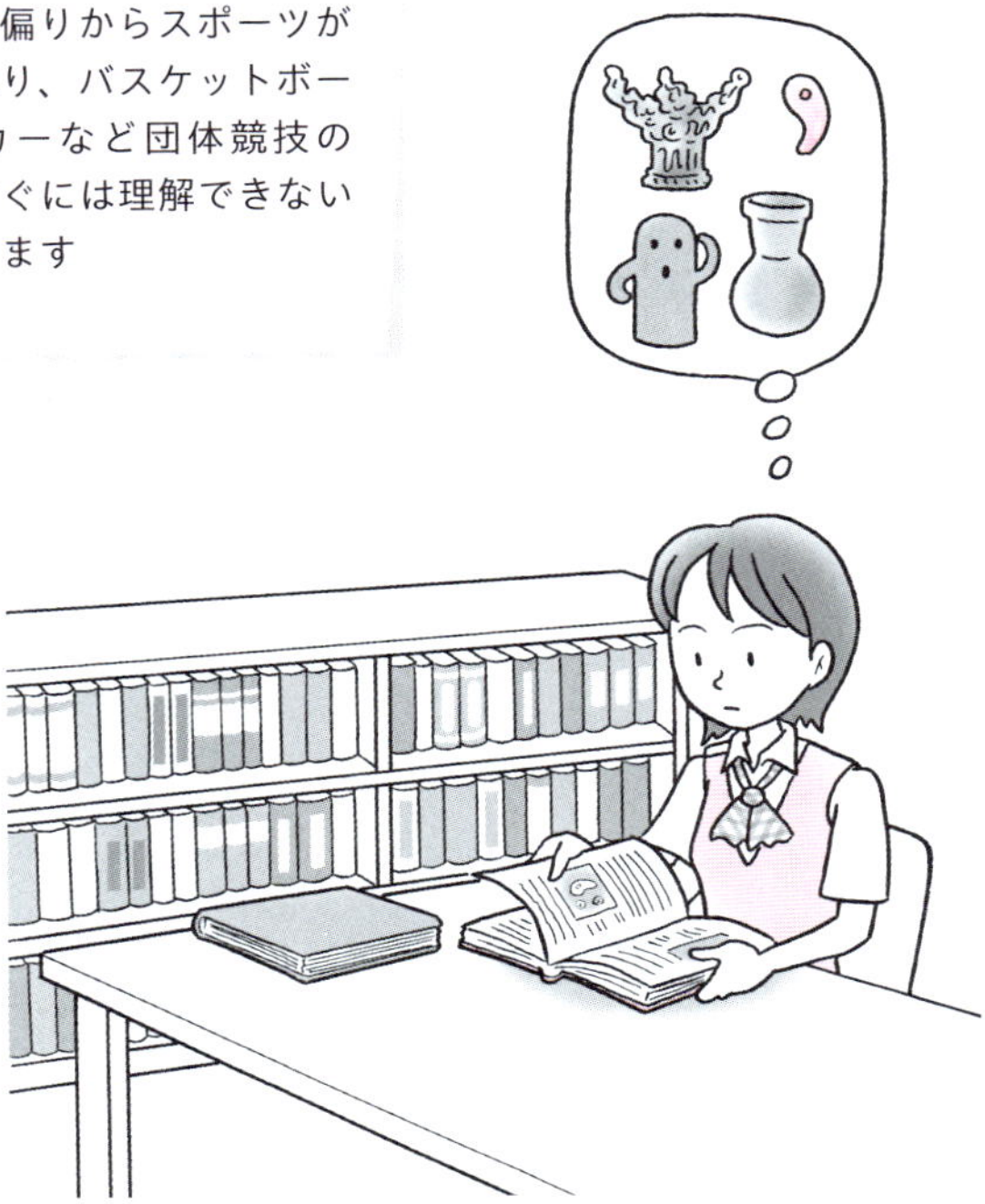

その結果

強い劣等感を持ってしまう

「得意」なことや「不得意」なことは成長しても変わることはありません。そのために強い劣等感を抱えてしまう場合もあります

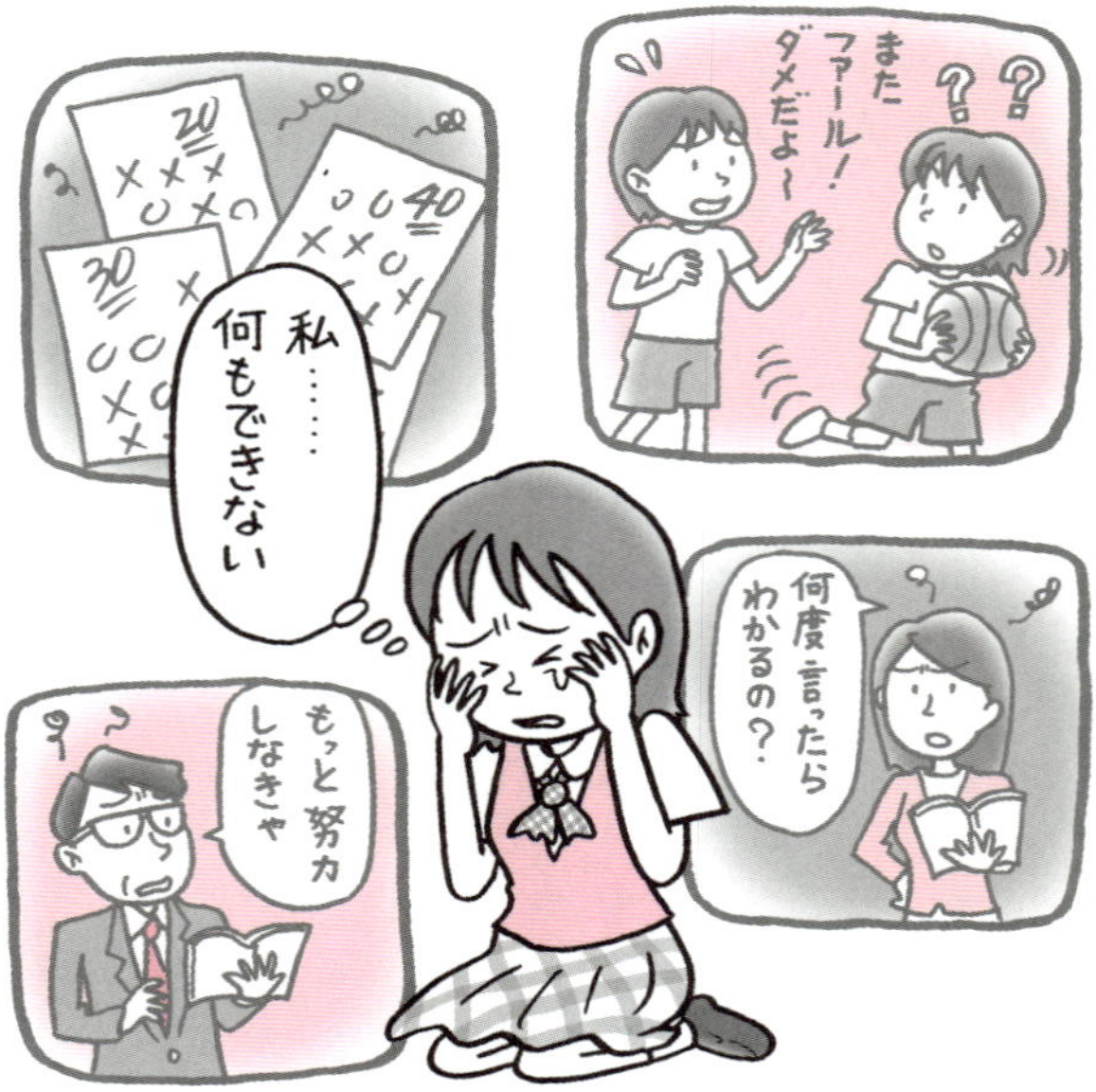
またファール！ダメだよ～
私……何もできない
何度言ったらわかるの？
もっと努力しなきゃ

サポートと対応法

特性のために得意不得意の差（できる、できないの差）が大きく、偏りがあることを理解することがサポートの基本になります

叱るのではなくサポートする

「もっとできるはずでしょ」「努力が足りないから」などと叱られていたのでは、本人はますます劣等感を持ってしまいます。勉強や生活の面においても一緒に考えてあげる姿勢を持って接することが支援につながります

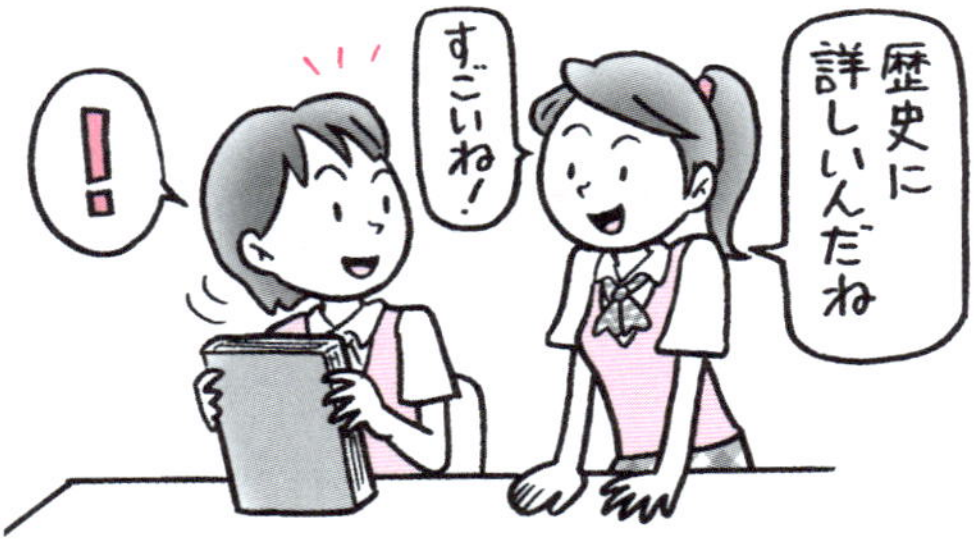

周囲と連携する

学生ならば先生、職場では周囲と連携してサポートしてもらえることで前に進んでいくことができます

得意なことを伸ばす

できないことを叱るより具体的にできたことをほめることがサポートの基本です。ほめられることで、本人にやる気と自信が芽生えてきます

代表的な行動パターン③

「体調不良」が起きやすい

アスペルガー症候群の女性の中には、思春期前頃から睡眠障害やストレスによる「体調不良」を訴えて悩んでいる人もいます。

よくみられる行動

思春期前頃になると、「体調不良」を訴えて学校を休みがちになることもあります

行動

①

ひんぱんに体調不良を訴える

小学校中学年を過ぎた頃になると、寝起きが急に悪くなったり、頭痛、めまい、胃腸の不調などを訴えることが多くなる場合があります

行動

②

朝起きられない

夜遅くまで起きていたり、いつも疲労感を感じて朝起きられないことが続きます

行動

3

気分のアップダウンが激しい

天候や気温によって気分が大きく変わったり、１日の中でも急に気分が変わることがあります

行動

4

過去の失敗体験に悩む

過去の記憶が急にフラッシュバックすることがあります。フラッシュバックとは、何年も前のつらい記憶を急に生々しく思い出して当時と同じ感覚になってしまい、体調を崩すことがあります

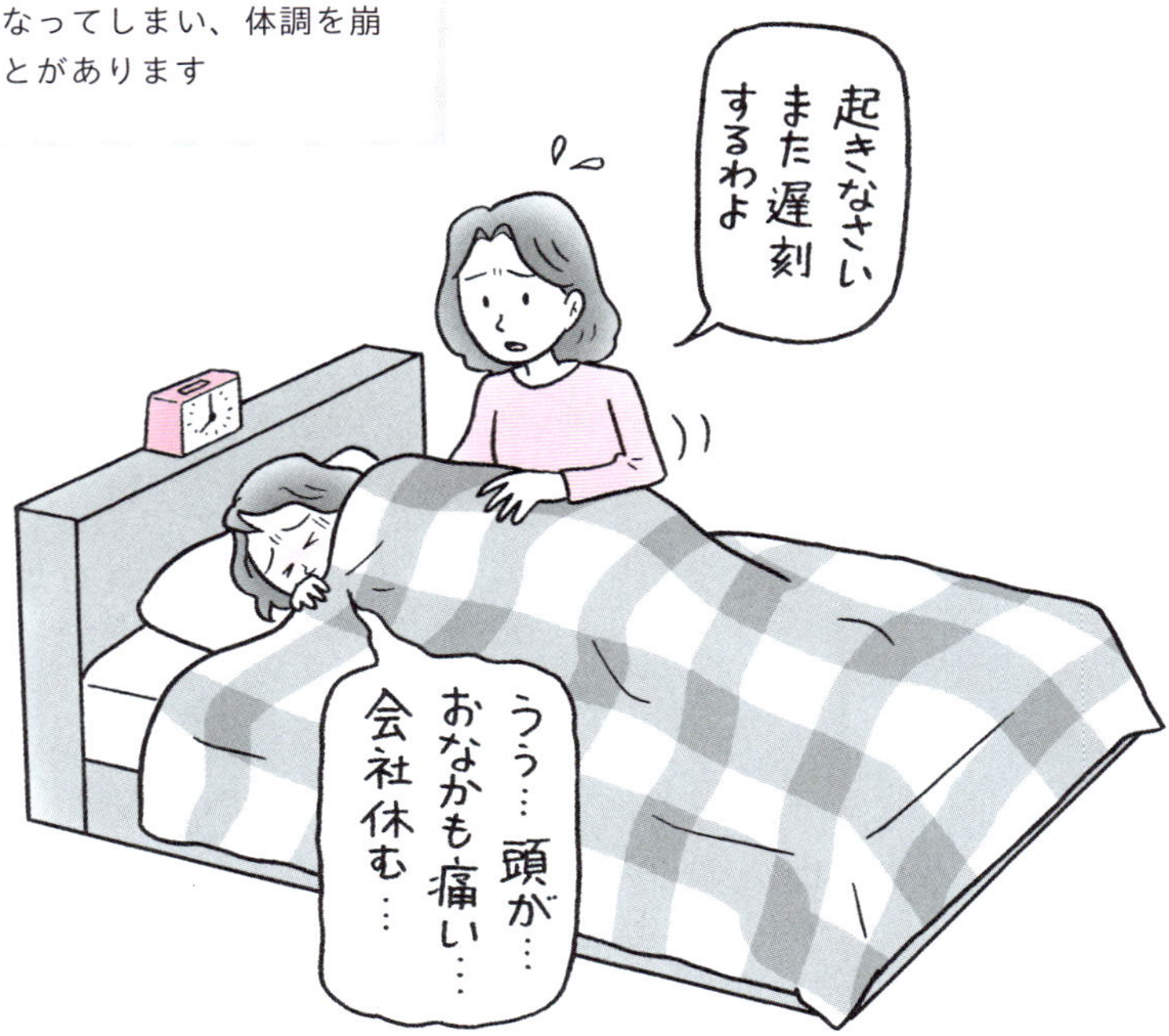
起きなさい また遅刻するわよ
うう… 頭が… おなかも痛い… 会社休む…

その結果

心身ともに疲れ切った状態が続く

女性の場合は、体調不良で病院にいっても自律神経の問題（起立性調節障害）と診断されアスペルガー症候群と気づかれずに心のサポートが行われず、回復しない場合があります

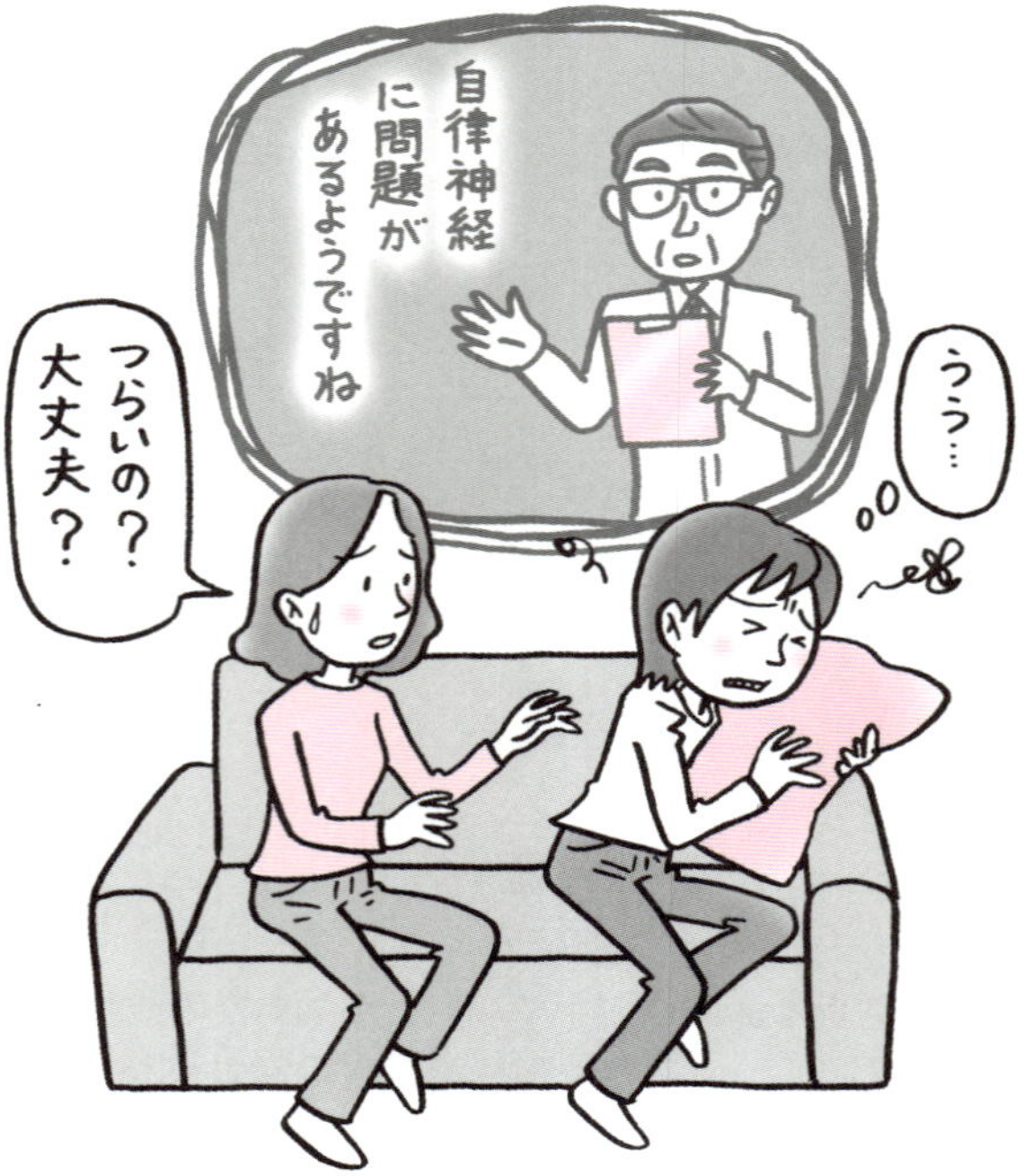

自律神経に問題があるようですね
うう…
つらいの？大丈夫？

サポートと対応法

アスペルガー症候群の女性は、体調を崩してしまうことがよくあります。これは、生活や学校で感じるストレス、成長による自分の変化にとまどっているためだと思われます

生活のリズムを整える

夕食、テレビ、勉強、入浴、就寝など時間を決めて毎日の生活を送れるようにサポートしてあげましょう。３時間ごとに飲み物をとるなどの休憩時間を日によって変えないことが基本です

話を聞いてあげる

学校や会社の様子、友人関係のことなど、話を聞いてあげることで落ち着いてくる場合があります。話を聞いてあげる時は、横に座って具体的に聞いてあげて共感を持って「そうね！」と肯定してあげるような態度で接してください

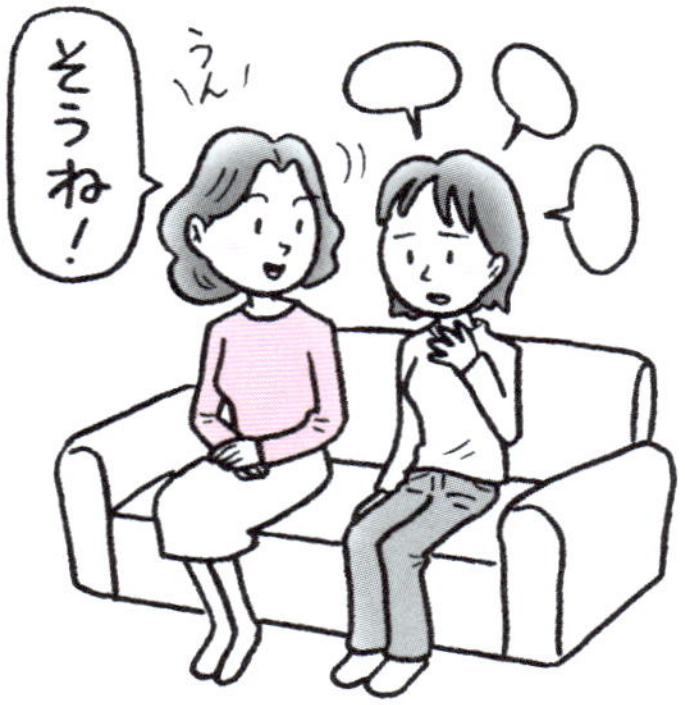

心療内科など専門医に診てもらう

自分自身や身近な人にアスペルガー症候群の可能性を感じたら、発達障害に詳しい児童精神科や大人の場合は精神科・心療内科などの専門医に診てもらいましょう➡P17参照

アスペルガー症候群は、どこで診断・治療が受けられるか

アスペルガー症候群の女性の場合は、医療機関で診てもらっても見過ごされてしまう場合があります。

女性はアスペルガー症候群の特性が出ない場合もある

アスペルガー症候群の特性は、コミュニケーションとこだわり、そして社会性の乏しさです。このような特性のために、集団行動が要求される学校や職場で他の人と同じような行動を取ることができず目立ってしまいます。しかし、女性の場合は特性があっても集団の中でそれなりのコミュニケーションもできる場合もあり、問題行動も少なくなかなか気づかれません。特性の典型例になりにくいことから、大人になって初めて診断が出る人もいます。

しっかり診断してくれる専門医を見つけるポイント

少しでもアスペルガー症候群の可能性を感じたら、専門医に診断してもらいましょう。自分に合った医療機関を探すポイントは２つあります。１つは発達障害に詳しいこと、そして体調不良を治療してくれるかということです。アスペルガー症候群の女性は、男性よりも体

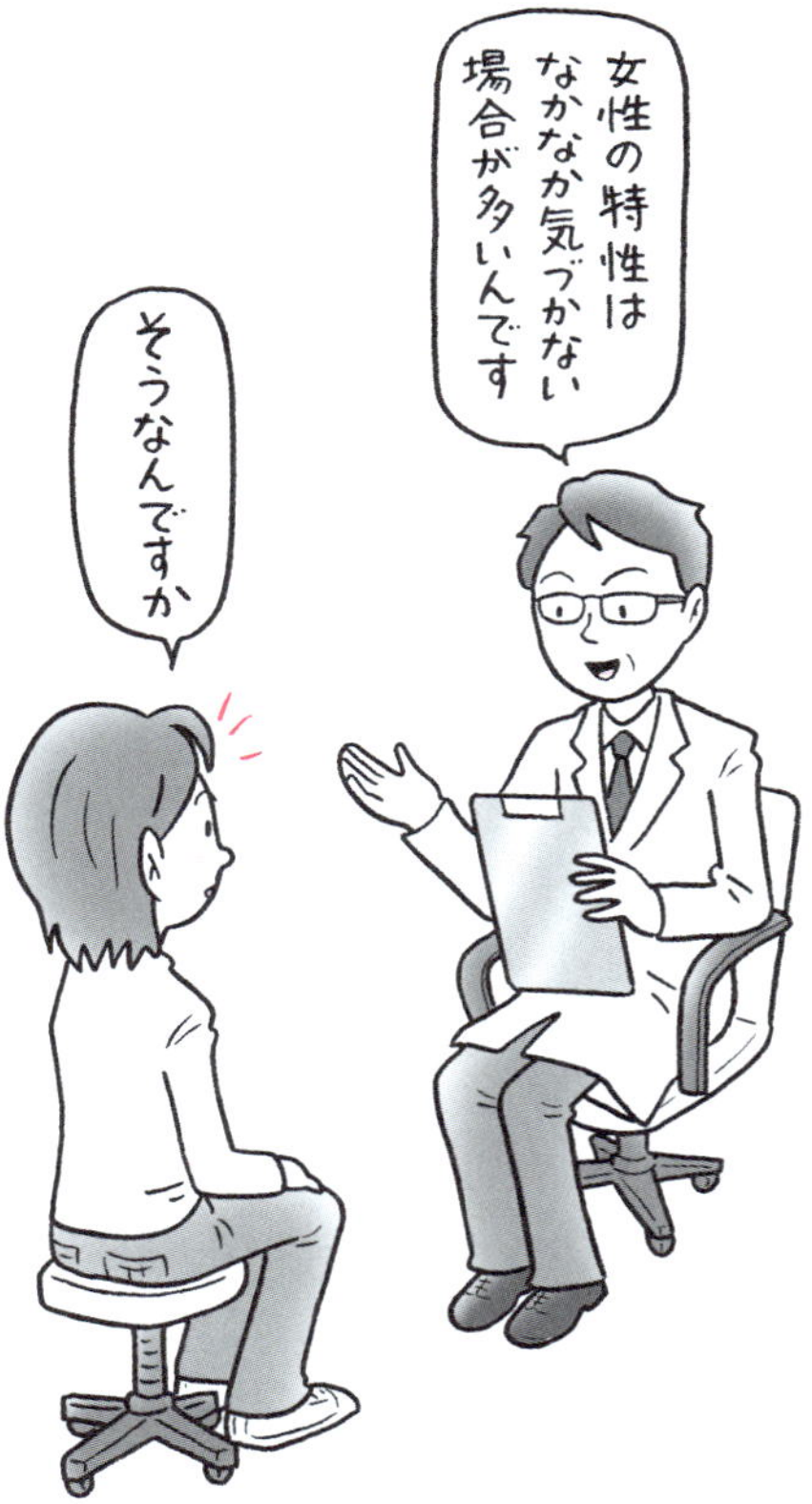
女性の特性はなかなか気づかない場合が多いんです
そうなんですか

調不良になりやすいという特徴があり、この2つを兼ね備えている医療機関を選ぶと安心です。

心身両方の不調に詳しい精神科や心療内科、または多くの医師がいる総合病院に問い合わせてみてください。

内科や婦人科では、心身症と診断されることも

アスペルガー症候群に気がついていない女性の場合、最初はかかりつけの内科や婦人科で診てもらうことも多いようです。しかし、内科や婦人科は発達障害の専門ではありません。そのためにストレスからきている心身症や統合失調症と診断されて、状況がいつまでも改善されないこともあります。状況が改善されない場合は発達障害の可能性が高く、必ず専門医に診てもらうことが基本になります。

専門医の選び方

大人の場合
（高校生以上）

発達障害の診療経験のある精神科か心療内科を選ぶ。
心療内科には体調不良にも詳しい医師が多い

○ 心療内科（体調の問題）	○ 精神科（心の問題）	× 内科	× 婦人科

子どもの場合
（中学生まで）

発達障害の診療経験のある児童精神科を選ぶ。
近くになければかかりつけ医に相談して紹介してもらう

○ 児童精神科	○ 総合病院の小児科（小児神経科）	○ 小児科（心の問題）	△ かかりつけの小児科（内科）

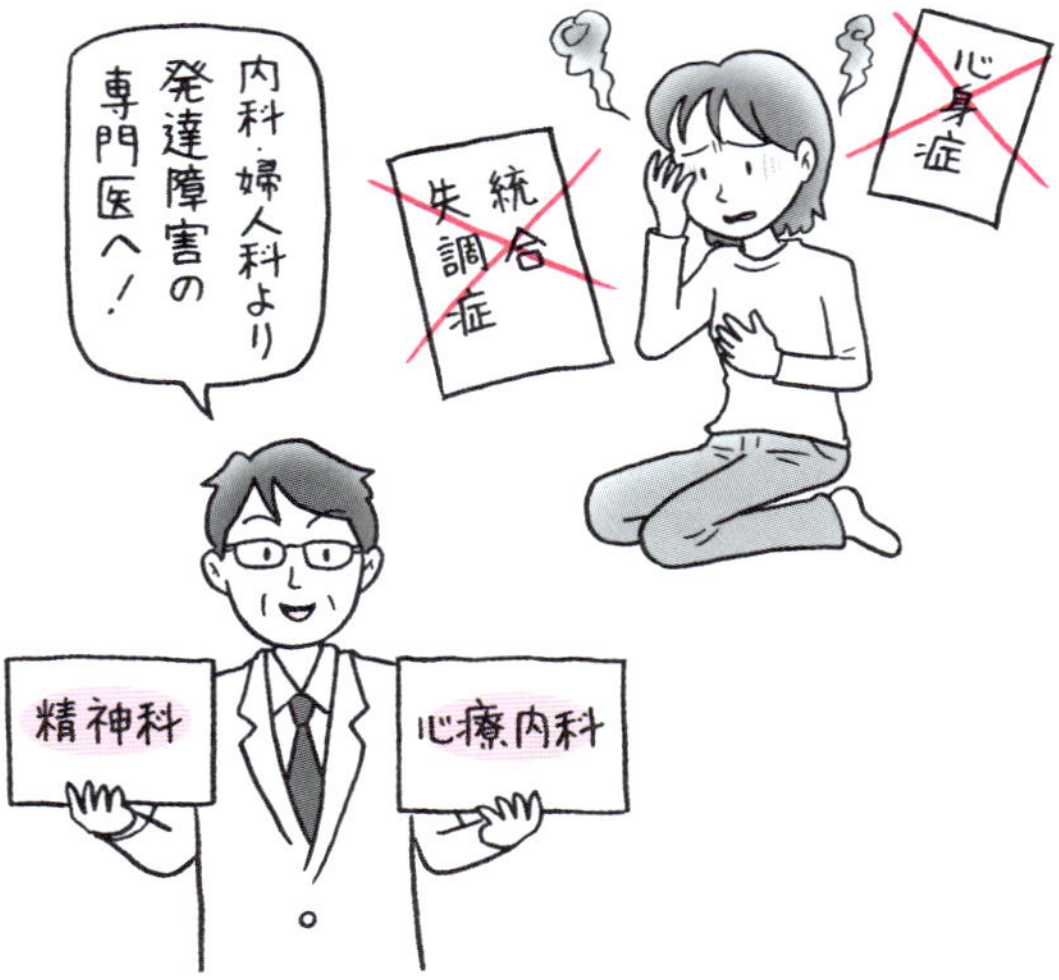
内科・婦人科より発達障害の専門医へ！
統合失調症
心身症
精神科
心療内科

アスペルガー症候群 今日から始める「生活改善」のヒント

毎日の生活を工夫することで、生きづらさが改善することがあります。まずは、できることから試してみましょう。

1. 失敗の原因を家族に解説してもらう

アスペルガー症候群の人は暗黙の了解を察することや目に見えないルールを理解することが苦手です。失敗したり周囲から注意された時は、一番身近な家族に話して解説してもらいながら学ぶとよいでしょう。原因がわかって納得したら、家族と一緒に実践してみましょう。

ポイント
- 人と話す時の距離の取り方
- 人の容姿など言ってはいけない言葉
- 手を握る、抱きしめるといったスキンシップの意味

2. 交友関係を見直す

人間関係でトラブルが多い人は、付き合い方を変えてみることも必要です。友だちがたくさんいた方がいいと言われて、その通りにしようとすることで、大きなストレスを感じているのなら、思い切って付き合う人を絞ってみましょう。友だちが少なくても別にかまいません。一度交友関係を見直すことで、気持ちが楽になることがあります。

ポイント
- 自分のことを理解してくれる人
- 趣味の合う人
- 無理に付き合う必要のない男性的な付き合いができる人

3. 雑談に参加しなくてもよい

女性同士の付き合いには、いわゆるガールズトークが欠かせません。女性同士の会話や人間関係は、非常に複雑です。アスペルガー症候群の人にとっては、一定のトレーニングを行ってもなかなか対処できません。うまく話そうと思ったり練習するだけでも大きなストレスを抱えてしまうことになります。それなら、いっそ雑談に参加しなくてもよい、と考えることも必要です。

ポイント

- 自分の得意な話題の時だけ参加する
- 一定時間話したら、相手の話を聞く
- 話し過ぎたら、友だちや家族に止めてもらう

4. タイマーを活用して行動する

集団行動が苦手な理由の１つに時間に対する感覚の偏りがあります。タイマーを活用し時間を目で確認することにより、スムーズに行動できるようになることもあります。

ポイント

- 勉強や仕事の時間経過を目で確認する
- 待ち合わせ時間の前後10分は許容範囲とする
- 15分、30分の感覚を目で確認できれば、長い時間の感覚も身につく

5. ペットを飼ってみる（飼えない場合はぬいぐるみやロボットでもよい）

コミュニケーションで失敗して大きなストレスを抱えている人は、ペットを飼うことでリラックスできる人もいます。ペットを相手に話すことを日課にすることでホッとする人は多いようです。

ポイント

- 犬や猫に限らず、金魚やカメなど飼いやすいペットを選ぶ
- ペットに話すことでコミュニケーション不足が補える
- ペット仲間と共通の話題ができ、新たな友だちができることもある

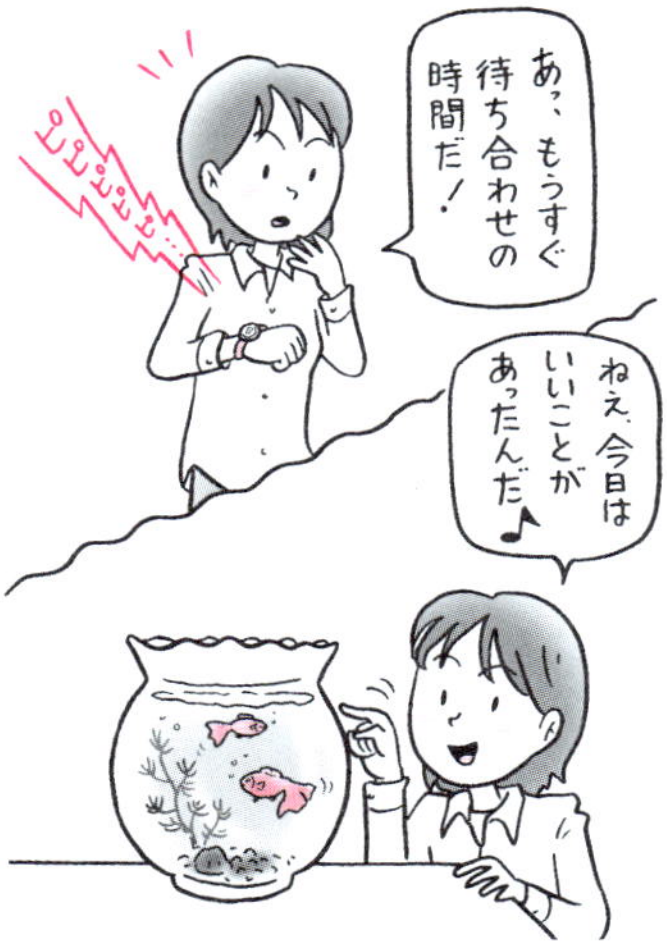
ピピピピピ…
あっ、もうすぐ待ち合わせの時間だ！
ねえ、今日はいいことがあったんだ♪

COLUMN 1

周囲のサポートで金銭トラブルを回避する

なぜ、金銭トラブルに巻き込まれてしまうのか

アスペルガー症候群の人は、言葉の裏側や人の悪意を見抜く力が弱い場合があり、金銭トラブルに巻き込まれやすい面があります。

例えば街頭などで行われている「アンケートに答えれば景品を差し上げます」などと近づいてきて高額な商品を買わせる、いわゆる「アンケート商法」や「セミナー商法」に簡単にだまされてしまう場合があります。「今なら絶対お得！」とか「あなただけに……」という相手をだますような誘い文句を文字通り信じてしまうのです。

また、友だちから「すぐに返すから……」と言われると、何の疑いもせずにお金を貸してしまうこともあります。そのうえ、なかなかお金を返してもらえず、「お金いつ返してくれるの？」と友だちに催促しても「友だちなら待ってくれるのは当たり前でしょ」などと、はぐらかされて返してもらえないということもあります。

お金に関するルールを作っておく

社会人になったらお金の管理をしっかりすることも必要になります。

アスペルガー症候群の人の中には、もらった給料をすべて趣味のものに使ってしまったり、必要もないのに友だちに勧められるままに無制限に洋服などを買ってしまう人もいます。預貯金をはじめ、毎日使うお金の管理ができないということは、自立した生活が難しいということです。

もし、一人暮らしを考えている場合は、まずは計画的にお金を使うことができるように家族や支援者からサポートしてもらいましょう。

友だちにお金を貸さない
趣味に使うお金は○○円まで
街頭のインタビューには答えない
高い買い物をする時は家族に相談する
クレジットカードは持たない

といったように家族と相談して、お金に関するルールを作っておくのもいいでしょう。

第3章

女性のADHD 代表的な行動パターン

ADHDの主な特性は「不注意」「多動性」「衝動性」の３つですが、女性の場合は、「不注意」と「多動性」については男性と現れ方が異なる場合も多く、特性が目立たないために本人はもちろん家族もADHDと気づかない場合もあります。

女性のＡＤＨＤは、おしゃべりが止まらない!?

ＡＤＨＤは、男性に多い発達障害といわれてきました。しかし近年、実は女性も同じくらいいて、特性の現れ方が男性と違うために幼少期に見過ごされているのではないかという見方が広がっています。

ＡＤＨＤの特性が男性と女性では異なる!?

ＡＤＨＤが男性に多い発達障害と考えられてきたのは、その特性が子どもの頃から「授業中に席を立つ」「他の子の邪魔をする」「乱暴な行動が目立つ」といった問題行動に現れる場合が多いために、ＡＤＨＤだと気づかれ

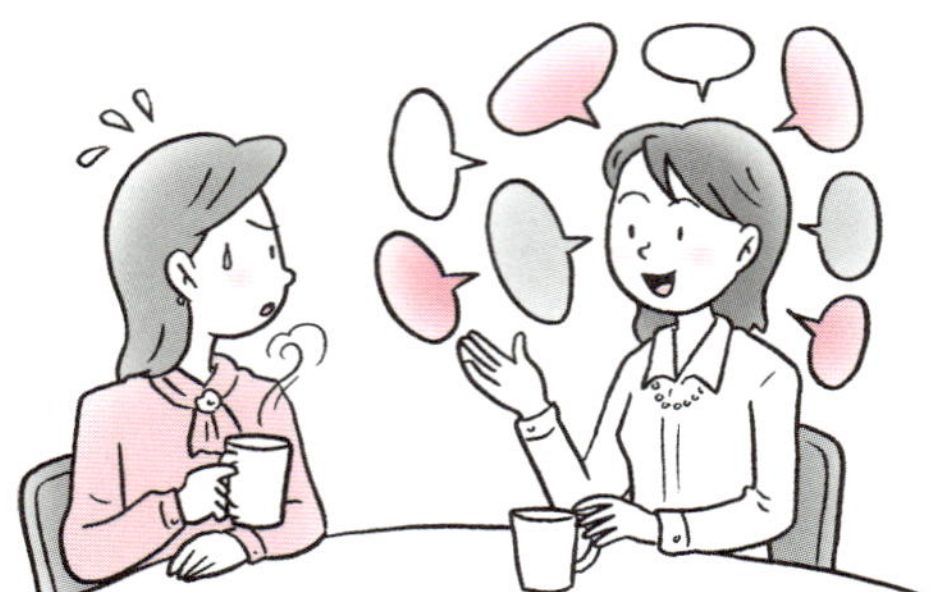

やすいためだったと思われます。

すでに第1章でも述べていますが、「忘れ物が極端に多い」「片づけられない」というのはADHDの比較的目立ちやすい特性の一つです。そして性別に関係なく現れる場合が多い特性です。さらにADHDの女性の場合は、「人の話に割り込む」「おしゃべりが止まらない」といった行動に現れることが多いようです。このような行動は「多動性」に関係していると考えられます。

女性の場合、ADHDの特性は男性ほど目立たない場合が多いのですが、成長とともに精神的にも生活上でもさまざまな困難にむすびつく場合があります。

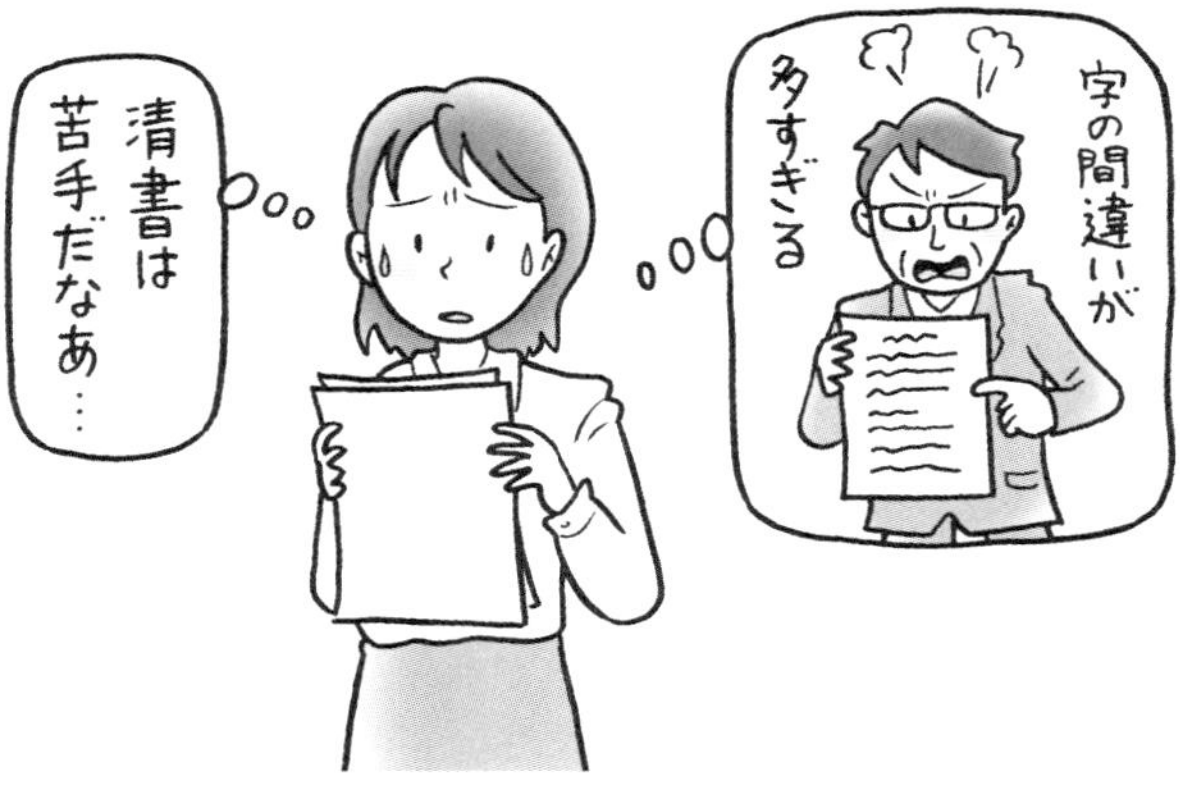

ＡＤＨＤの女性は、「不注意」が目立つ

ＡＤＨＤの主な特性は、「不注意」「多動性」「衝動性」の３つがあります。しかし、特性の現れ方は性別や成長によって変わっていくことがあります。ただし、「不注意」だけは幼少期から成人期まで変わらないといわれています。

女性の場合、「多動性」「衝動性」が強く現れにくいために「不注意」が目立つ場合が多いようです。「不注意」は、小学校ぐらいまでは忘れ物や書き間違えといったケアレスミスに現れます。こうした「不注意」によるミスは、自分でどんなに注意していても減りません。さらに親や先生から強く叱られることで、劣等感を抱いてしまうことにつながることもあります。

「多動性」「衝動性」は、本人の性格だと思われがち

女性は、男性に比べて「多動性」「衝動性」の特性があまり目立たないために、特性ではなく本人の性格だと思われてしまいがちです。男性の場合は、特性が暴力や暴言につながっ

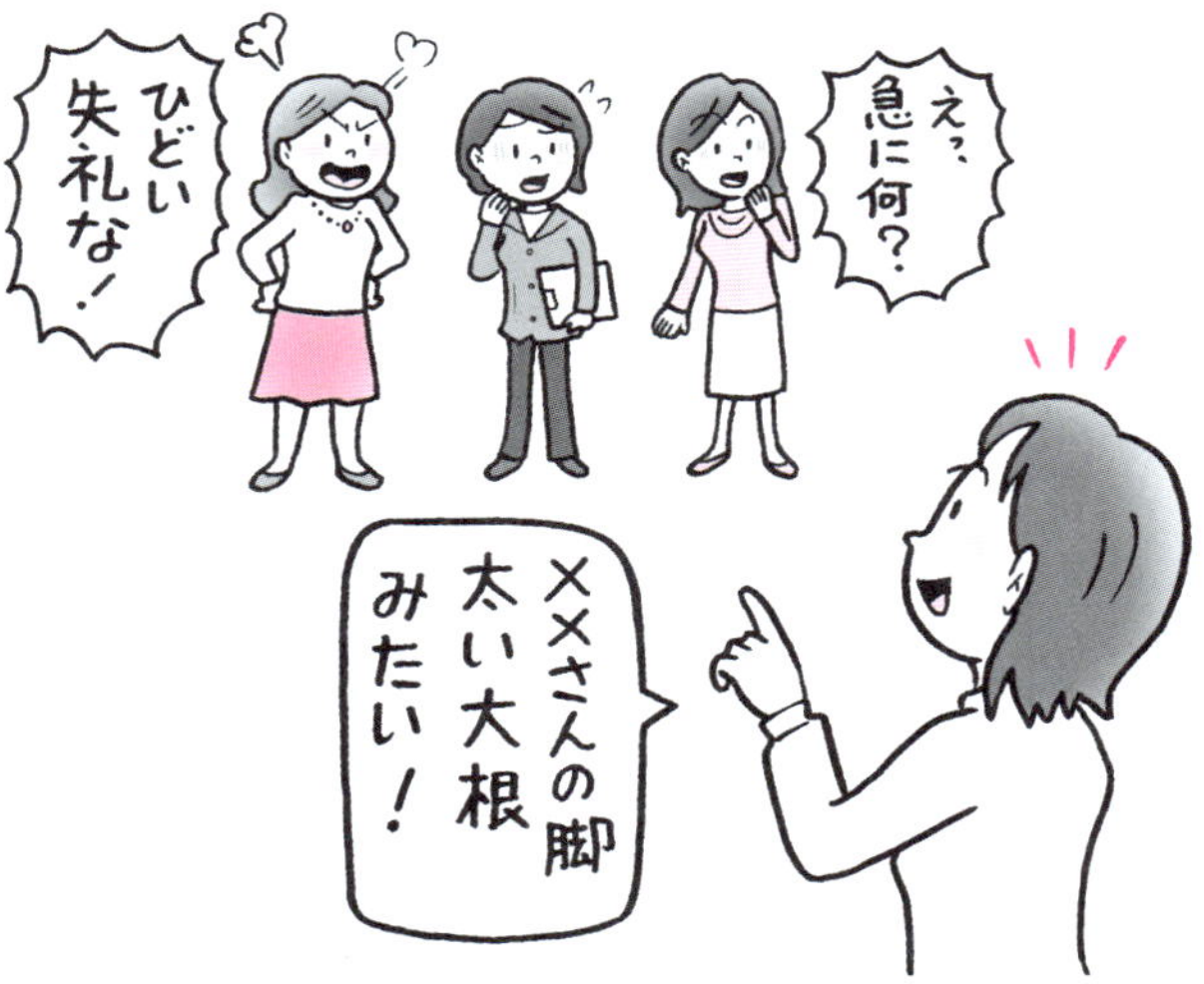
ひどい失礼な！
え？急に何？
××さんの脚太い大根みたい！

てしまい、周囲とトラブルになってしまうこともあります。

しかし、女性の場合は、「多動性」が「おしゃべり」に現れたり、「衝動性」は興味がコロコロ変わるような「移り気」や「つい～」に現れる場合が多いようです。

したがって、小学校中学年ぐらいまでは、女の子の「多動性」と「衝動性」が人間関係に及ぼす影響はほとんどありません。

ただし、高校生や大学生になると、悪気はないのに思いつきで「悪口」を言ってしまったり、わがままに見える行動を取ってしまい自分勝手な人と思われて孤立してしまう場合があります。

代表的な行動パターン①

同じようなミスを重ねてしまう

ADHDの女性によくみられるのが「不注意」によるミスの多さです。自分ではどうすることもできず、無力感や嫌悪感を抱いている場合があります。

よくみられる行動

ADHDの女性は一生懸命努力していても、つまらないミスを重ねてしまいます。

行動 ①

ボーッとしている

職場で仕事中も別のことを考えてしまい、仕事が手につかない時もあります

行動 ②

忘れっぽい

子どもの頃から忘れ物が多い。宿題をよく忘れたり連絡事項などを覚えられないことがあります

行動

④

手先が不器用

字を書く、工作、家事など手作業をていねいにできない場合が多く、字が汚い場合も多くあります

行動

③

話をよく聞かない

人の話を最後まで聞かずに話し出したり、他のことを考えてしまうことがあります

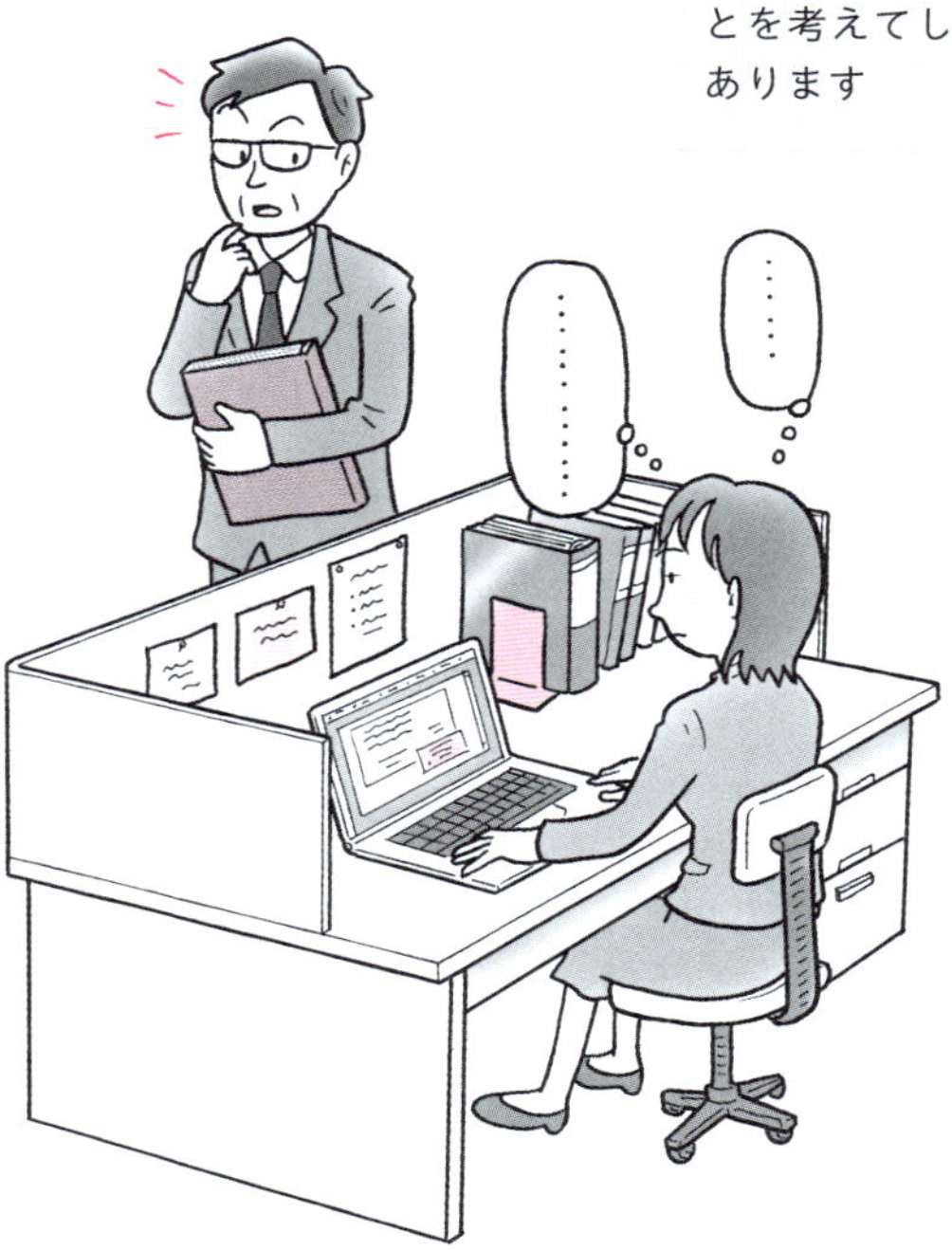

その結果

自分に無力感を抱いてしまう

一生懸命がんばっているのに何度もミスを重ねて、学校や職場でも叱られてばかり。その繰り返しから自己評価が下がっていきます

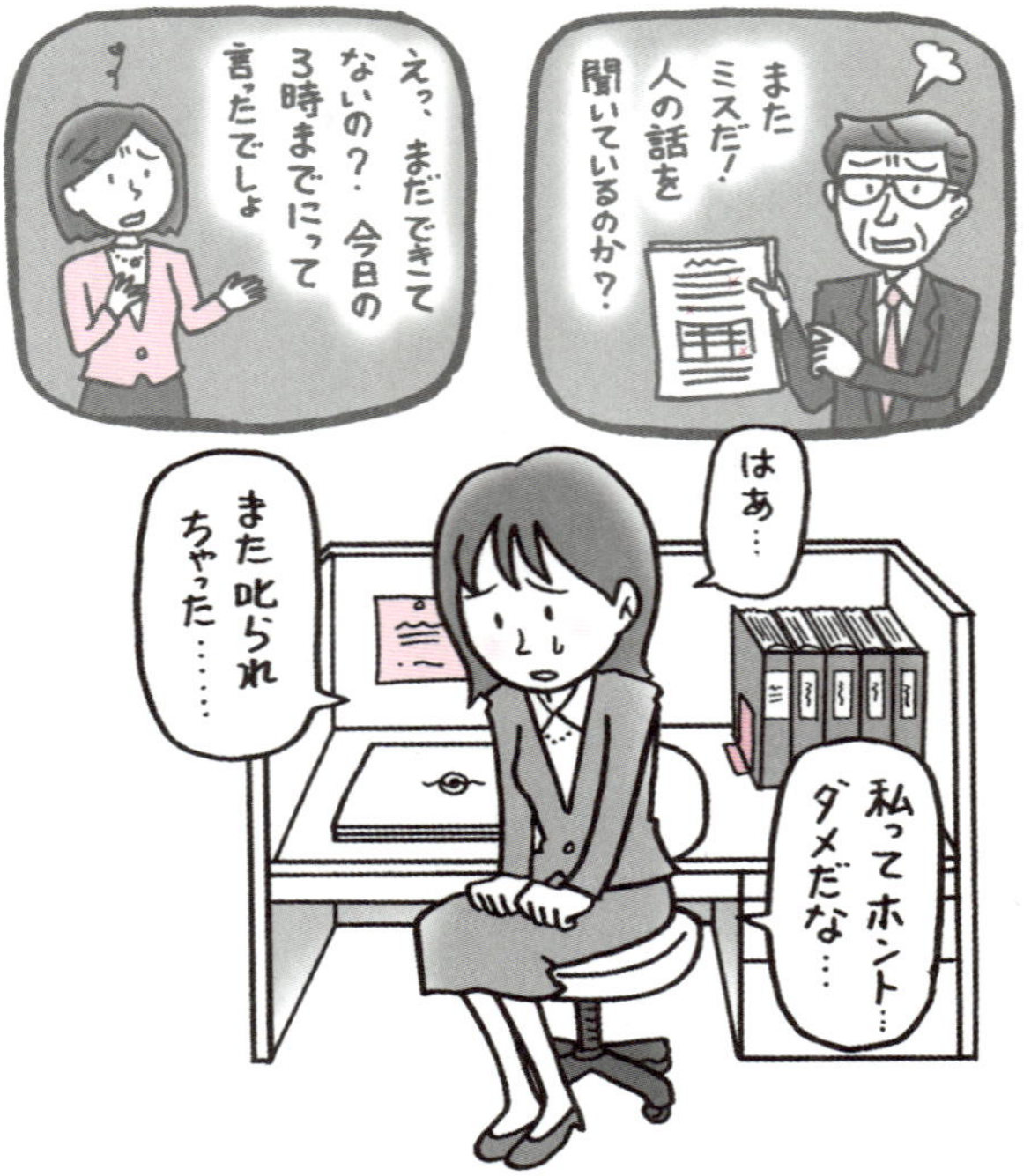

えっ、まだできてないの？ 今日の3時までにって言ったでしょ
また ミスだ！ 人の話を聞いているのか？
はあ…
また叱られちゃった……
私ってホント…ダメだな…

サポートと対応法

ADHDの女性に対しては、特性を理解してあげることがサポートの基本です。「不注意」の特性からくる行動に対しては、叱るより改善策を指示することがサポートにつながります

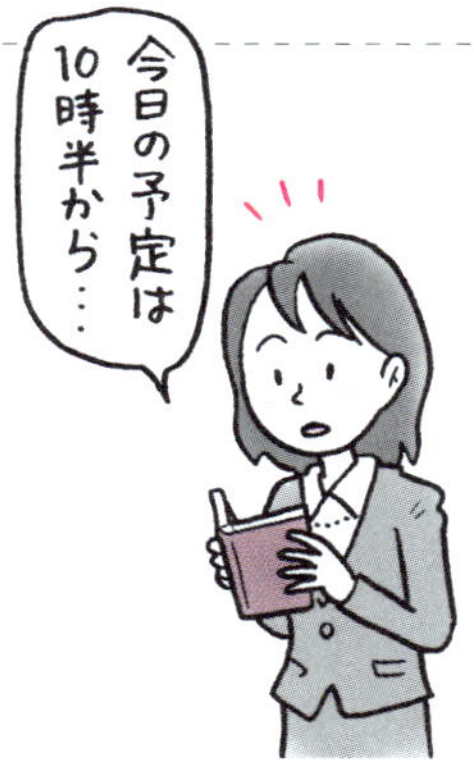

忘れ物

1、メモやイラスト、予定表など目で見えるもので確認するクセをつける

2、職場の机周りの環境を整理し、常に予定を確認するクセをつける

3、朝出かける前に忘れ物がないか、メモなどを見ながら確認するクセをつける

話しかけ方

1、話しかける時は、一度注意を引いてから話す

2、一度にたくさんの指示を出さない

3、できた時は、はっきりほめる

叱るよりほめる

ADHDの女性に対しては、できないことや失敗したことを叱るのではなく、当たり前にできたことをほめるように接しましょう

＊ADHDには、薬物療法による治療法が大きな効果をあげます➡P84～参照

代表的な行動パターン②

不注意な発言や周囲への気配りができず孤立してしまう

女性同士の会話での不注意な発言や気配りができず、同性のグループから嫌われ孤立してしまう場合もあります。

よくみられる行動

ADHDの女性は、悪気はないのに同僚の容姿や悪口を言ってしまい、周囲から敬遠されてしまう場合があります。

行動 1

おしゃべり

とにかくよくしゃべる。人の欠点や口止めされている秘密など、悪気はないのについ話してしまう

行動 2

人の話に割り込む

他の人が話しているのに、話を聞かずに割り込んで自分の話をしてしまう。人の話が終わる前に話し出してしまう

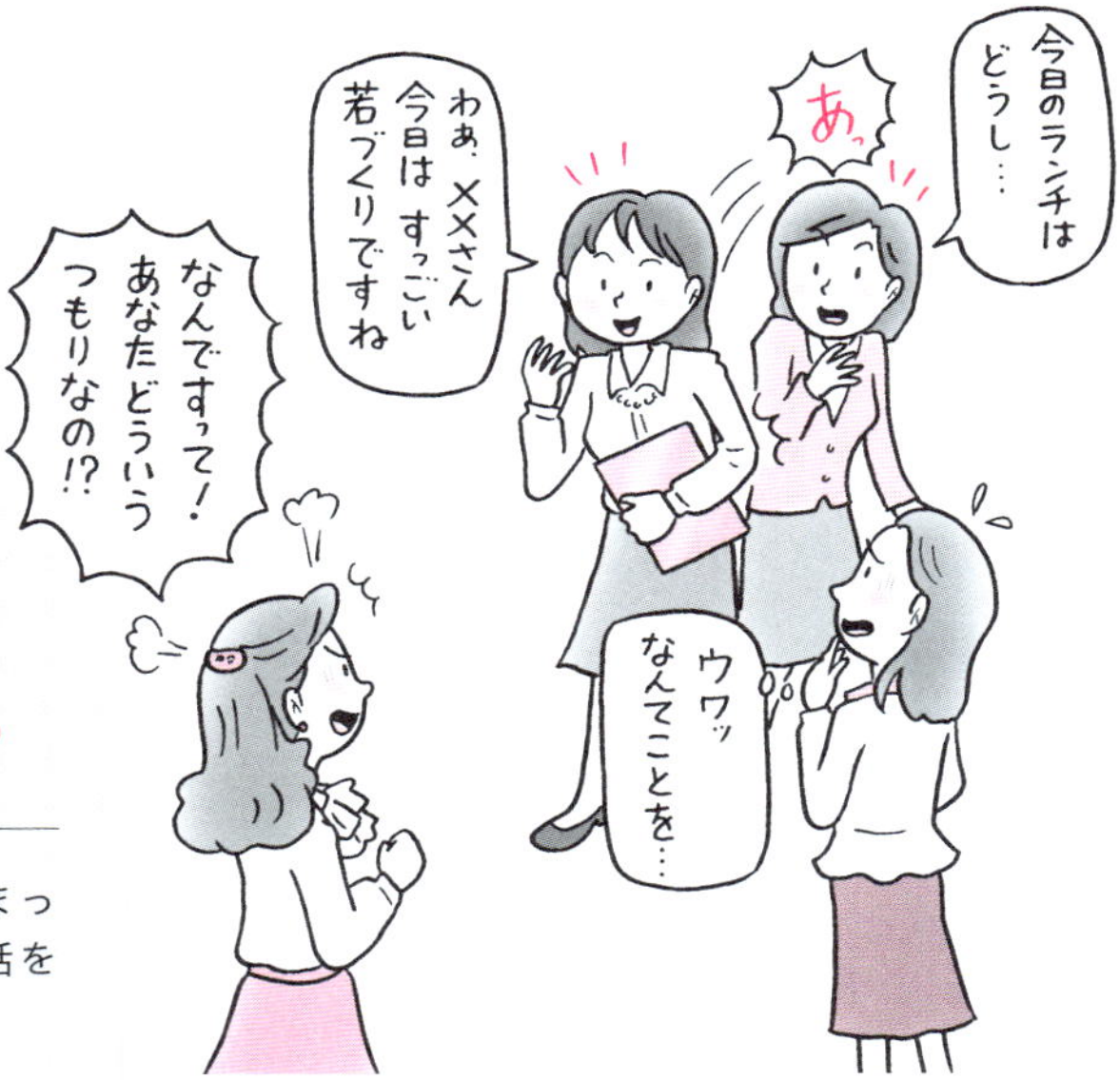
今日のランチはどうし…
あっ
わぁ、××さん今日はすっごい若づくりですね
なんですって! あなたどういうつもりなの!?
ウワッ なんてことを…

行動

3

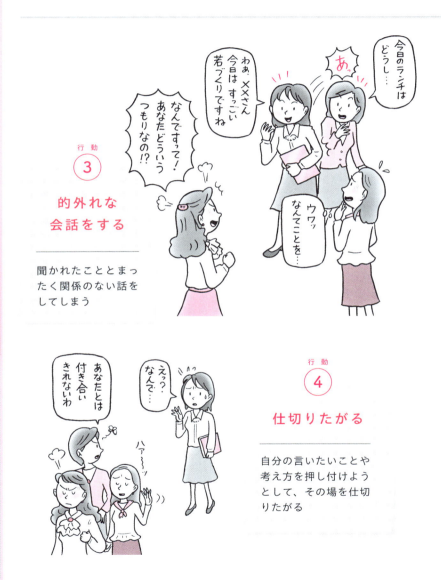

的外れな会話をする

聞かれたこととまったく関係のない話をしてしまう

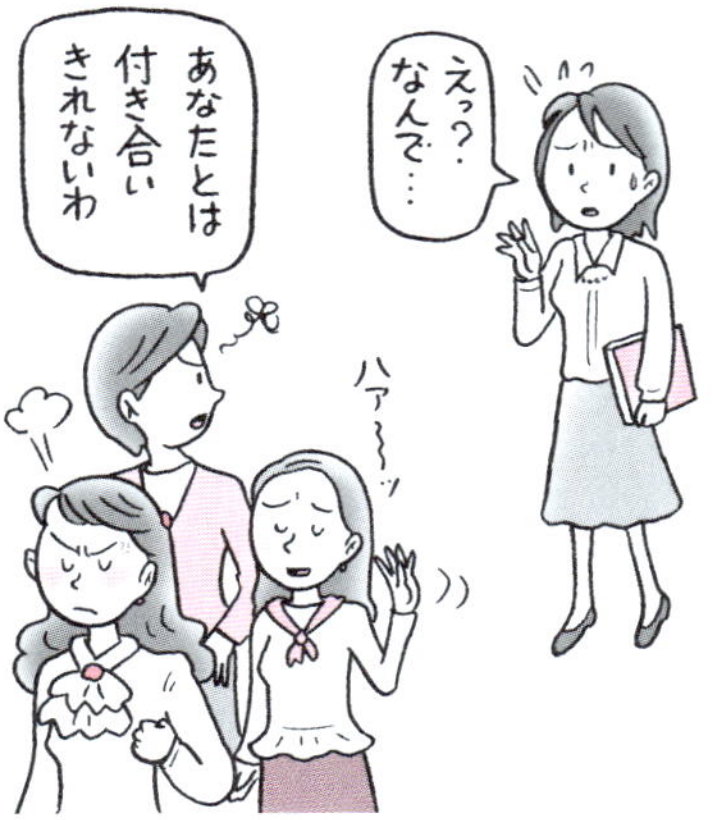
えっ? なんで…
あなたとは付き合いきれないわ
ハア〜ッ

行動

4

仕切りたがる

自分の言いたいことや考え方を押し付けようとして、その場を仕切りたがる

その結果

同性に嫌われる

一方的な発言や態度が自己中心的だと思われ、同性から嫌われたりグループから孤立してしまう

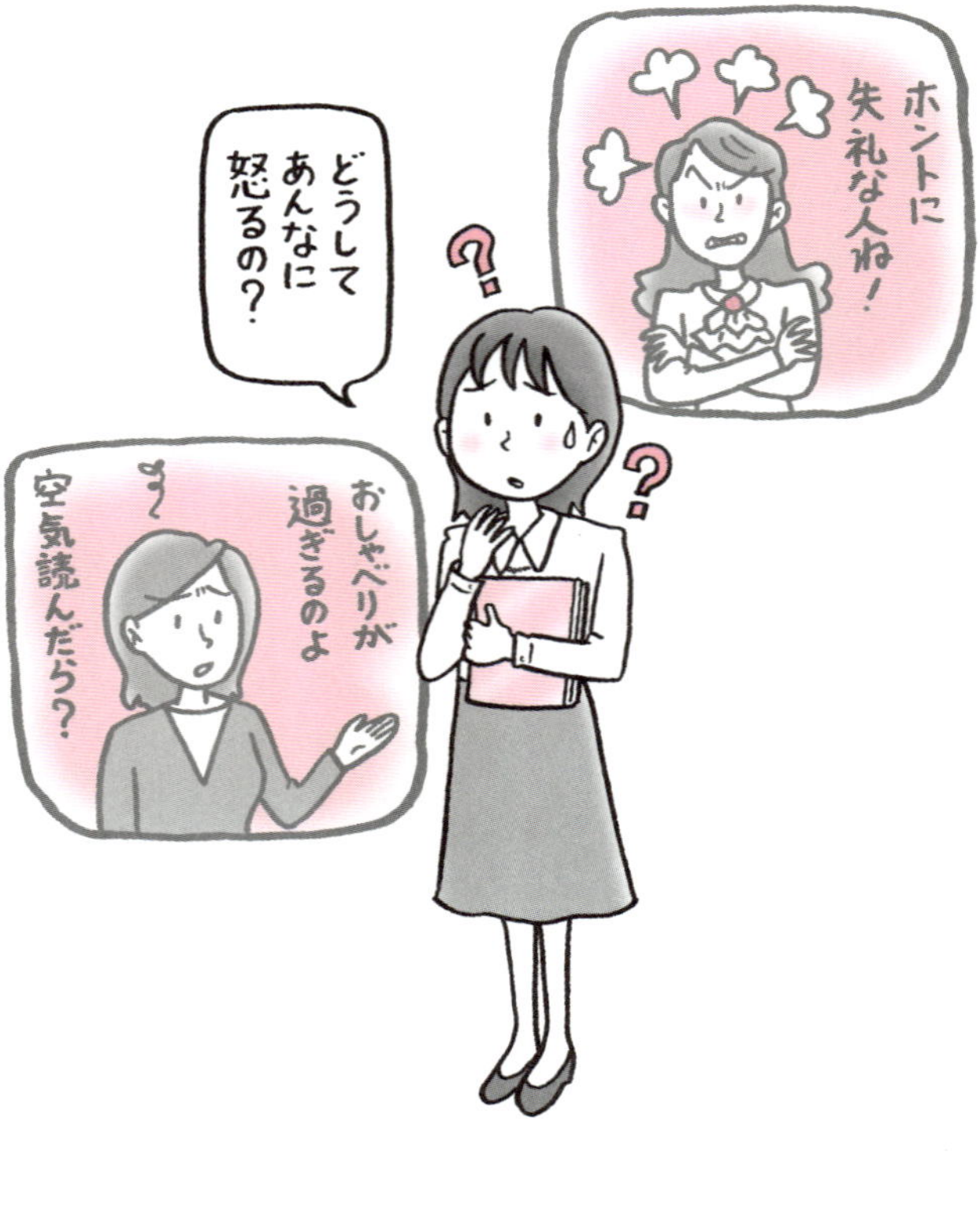
ホントに失礼な人ね！
どうしてあんなに怒るの？
おしゃべりが過ぎるのよ
空気読んだら？

サポートと対応法

極端なおしゃべりや仕切りたがりなどは、「多動性」に加えて「衝動性」の特性からくる行動だと考えられます

特性を理解してもらう

職場の上司や同僚に理解してもらうことが基本です。場合によっては、ADHDと伝えた方が理解が得られやすいこともあります。職場の環境が改善しない場合は、転職して自分に合った環境に変える人もいます

理解してくれる友人や同僚を見つける

職場やグループの中にはさまざまな人がいます。みんなと同様に付き合うよりも、一人でも自分を理解しフォローしてくれる友人を見つけましょう

無理にグループに入る必要はない

自分らしさを曲げてまで、グループに入る必要はありません。自分に負担をかけない環境をつくることも必要です

「つい～」してしまうミスがある

ADHDの人の場合は、相手の気持ちがわかっていても、「つい～」でミスをしてしまいがちです。アスペルガー症候群の人の場合は、他人の状況や気持ちがわからずにミスをしてしまうことが多いのです。

代表的な行動パターン③

時間に余裕を持って行動することが苦手

ADHDの女性は、時間の見込みが甘く予定を立てて仕事を進めたり行動することが苦手です。

よくみられる行動

ADHDの女性は、仕事に取りかかるのが遅かったり、いろいろ詰め込み過ぎて計画的に行動できないこともよくあります。

行動 1

時間が守れない

計画を立てることが苦手で、ギリギリの時間に家を出て遅刻してしまう

行動 2

取りかかるのが遅い

予定の日時が迫ってから動き出すので、約束を守れないことが多い

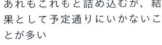

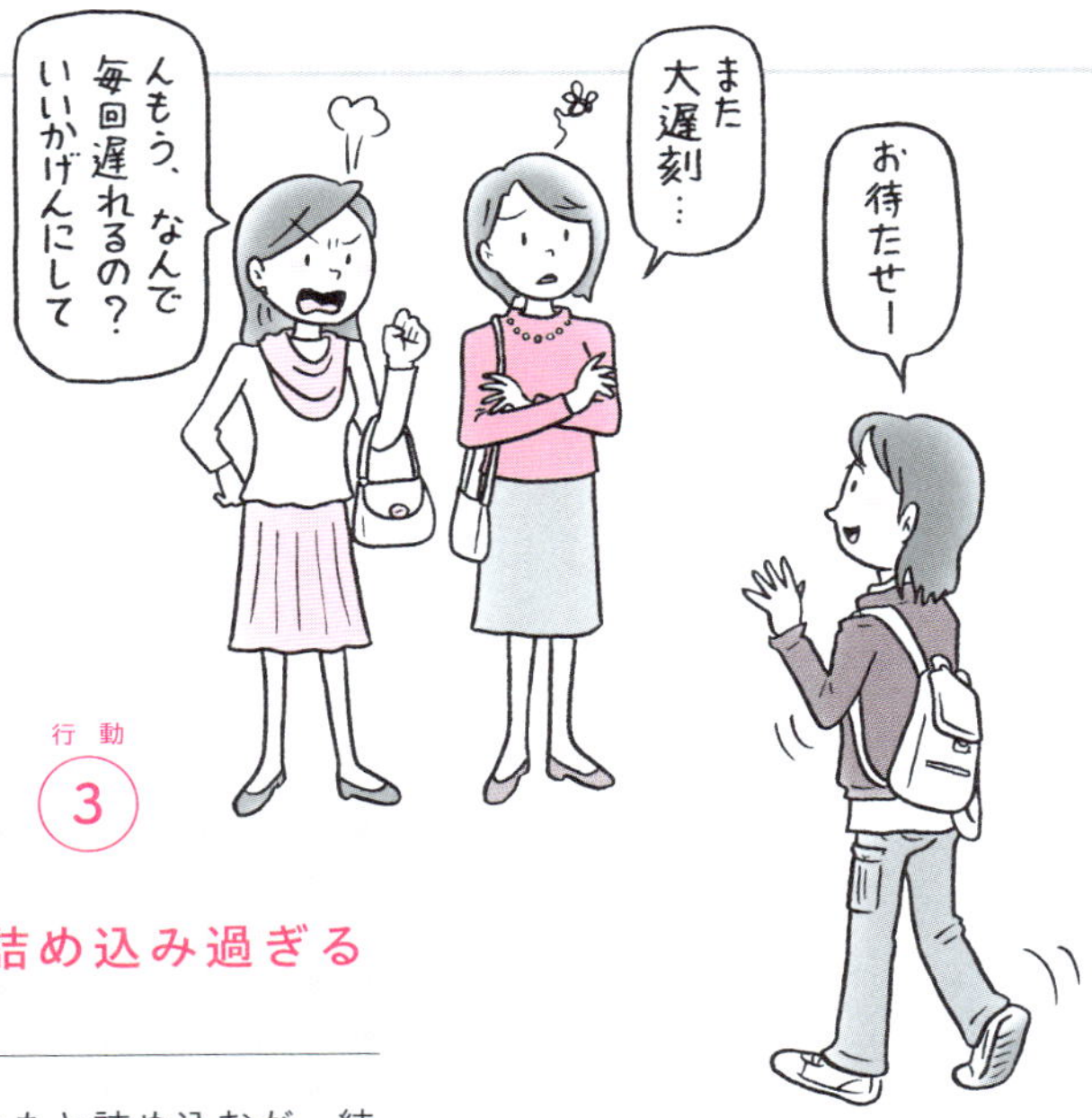
お待たせー
また大遅刻…
んもう、なんで毎回遅れるの？いいかげんにして

行動

3

予定を詰め込み過ぎる

あれもこれもと詰め込むが、結果として予定通りにいかないことが多い

行動

4

考えがまとまらない

やりたいことを整理しようとしても考えがまとまらず予定が立てられない

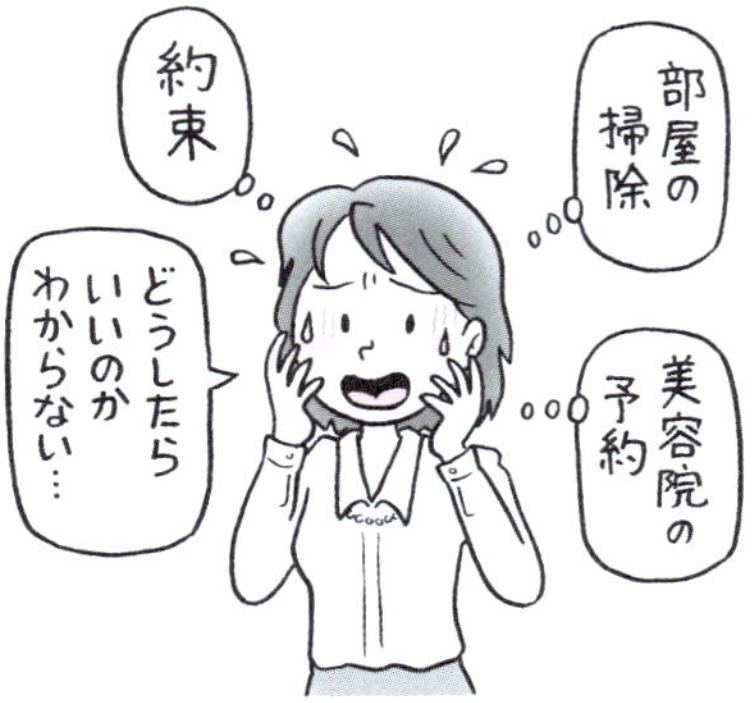
部屋の掃除
美容院の予約
約束
どうしたらいいのかわからない…

その結果

時間にルーズな女性と思われてしまう

本人は「間に合う」と思って行動しているが、予定通りにいかずに周囲からの信頼を失ってしまう

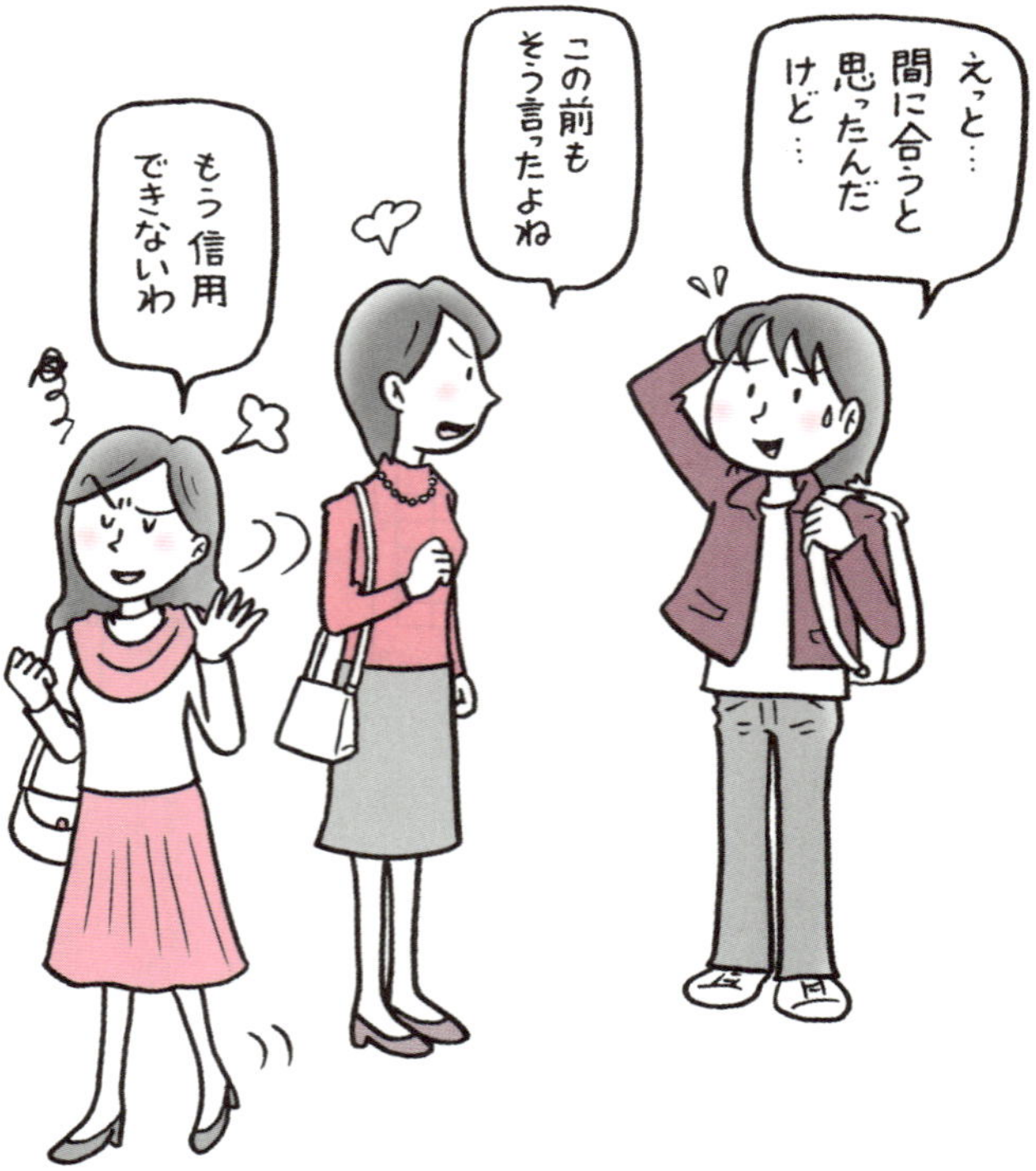
えっと…間に合うと思ったんだけど…
この前もそう言ったよね
もう信用できないわ

サポートと対応法

発言や会話と同じように、こうした行動は「多動性」による特性だと考えられます

生活のリズムを整える

ASD同様、夕食、テレビ、勉強、入浴、就寝など時間を決めて毎日の生活を送れるようにサポートしてあげましょう。日によって時間を変えないことが基本です

予定表をつくる

職場では、次にやることが一目でわかるように仕事の予定表をつくって進めていくとよいでしょう

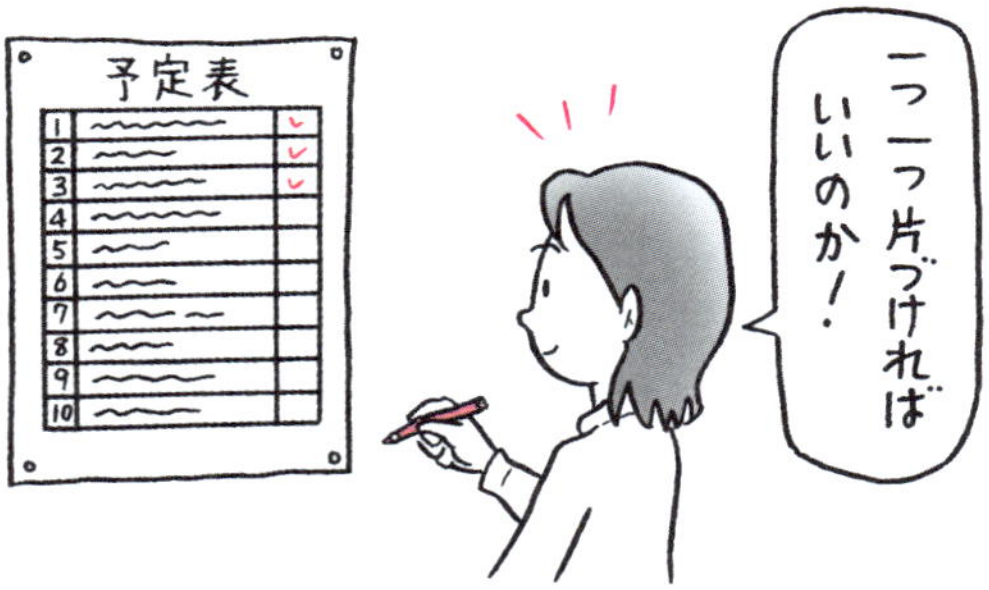
予定表
1
2
3
4
5
6
7
8
9
10
一つ一つ片づければいいのか！

まず、１つの問題をクリアするクセをつける

あれもこれもしようと思わずに、目の前の問題を１つ片づけるクセをつけられるようにルール化しておきます

＊例えば、出かける３０分前になったら他の用事はしない、というルールを決めておきます。

ADHDの代表的な問題行動は、薬物療法で軽減する

ADHDは、発達障害の中でも薬による効果が高いといわれています。ADHDの診断が出たら、医師と相談して薬を使った治療を始めましょう。

薬物療法で大きく効果が上がる

女性のADHDは男性に比べて特性が現れにくく、医師でもなかなか気づきにくい発達障害です。したがって専門医に診てもらうことが基本です。ADHDの診断が出たら、生活面の調整を始めます。家族や周囲にも理解してもらい対応を変えるなどのサポートが必要になります。さらに生活面での調整も必要になります。本人や周囲の環境を調整してもなかなか状況が改善しない場合は、薬物療法を受けます。不注意などのADHDの特性は、医師によ

る適切な薬物療法を受けることによって軽減されます。

薬の効果は、人によって違う

同じＡＤＨＤの女性でも体質や状態が異なり、特性の現れ方も人によって違います。処方された薬ですぐに効果の出る人もいれば、少しずつ分量を増やしていくことで、効果が出てくる人もいます。医師はまず、患者の状況を聞いて基本的な処方を行います。その後、患者から薬物療法による状態の変化を確認しながら、薬の分量を加減していきます。従って薬物療法の際は、状況の変化をできるだけ詳しく伝えることが大事になってきます。

薬を服用することで生活が一変してしまう人も

女性の場合は、薬物療法による効果が出過ぎてとまどう場合も多いようです。例えば、それまで片づけができなかった人が、片づけ過ぎるほどこだわるようになってしまい、別のストレスを感じてしまう人もいます。薬の服用による急激な変化や不安を感じたら、すぐに医師に相談しましょう。

ADHDに効果がある4種類の薬

ADHDに効果のある代表的な4種類の薬があります。どの薬もADHDの代表的な特性を軽減する作用があります。

脳内物質のバランスを調整する薬

ADHDは薬によって特性を軽減できます。効果のある薬として、日本では4種類が使われています。いずれの薬も不注意や多動性、衝動性などを押さえ、特性によるトラブルを軽減することができます。基本的に男女に効果がありますが、女性の場合は月経の前後で効果に差が出ることもあります。いずれの薬も保健適用され、処方は必ず医師が行いますので、薬物治療に関して気になる点があれば医師に相談しましょう。

商品名：コンサータ

薬名：メチルフェニデート／中枢神経刺激薬

効能：６歳以上の子どもや大人に使われる。中枢神経系に作用して、主に脳内物質のドーパミンやノルアドレナリンのバランスを調整する。不注意、多動性、衝動性を軽減させる効果がある。

服用法：少しずつ作用する「除放錠／タブレット」として処方される。作用が12時間持続するため、基本的には１日１回、朝服用する。分量は18mg～72mgまで（子どもの場合は54mgまで）。医師が定期的に効果を確認しながら分量を調整する。服用から２週間程度で効果が感じられる場合が多い。

副作用・注意点：食欲不振や睡眠障害などの副作用が起こることがある。また分量が多過ぎるとさまざまな症状が出ることもあり、こまめに医師に状態を報告しながら分量を調整してもらうように注意する。

商品名：ストラテラ

薬名：アトモキセチン／選択的ノルアドレナリン再取り込み阻害薬

効能：６歳以上の子どもや大人に使われる。神経細胞から放出された脳内物質のノルアドレナリンが再び神経細胞に取り込まれることを阻害し、ドーパミンやノルアドレナリンのバランスを調整する。

服用法：カプセルや内服液として処方される。１日２回に分けて服用することが多い。分量は子どもの場合、体重１kgあたり0,5mg～1,8mg。大人の場合は40mg～120mg。コンサータと同様に状態に合わせて医師が確認しながら調整する。服用してから効果が感じられるまで４～８週間程度かかることが多い。

副作用・注意点：副作用として腹痛や食欲不振、眠気などが起こることがある。副作用は一過性のこともあるので状態に合わせて対応する。コンサータに比べて効果が感じられるまで時間がかかるので、緊急性を要する患者や衝動性が強い患者の場合はコンサータを優先的に服用する場合が多い。

商品名：インチュニブ

薬名：グアンファシン／α2Aアドレナリン受容体作動薬：非中枢刺激薬

効能：インチュニブは脳内でドーパミン・ノルアドレナリンを受け取りやすくし、脳の働きを円滑にしてくれます。他のADHD治療薬とは異なり、静穏作用を持つのが特徴です。インチュニブは流通が管理されていないため、どこの医療機関でも処方してもらうことが可能です。

服用法：６歳以上に使用可能。2019年６月からは18才以上への処方も始まりました。インチュニブは眠気の副作用が高頻度で見られるので、勉学や就業等など考慮して、午前の服用は避け、必ず飲み物と一緒にそのまま服用することが望ましい。インチュニブは服用後６時間ほどでピークになり、そこから半分の量になるまで半日以上かかるということになります。

副作用・注意点：インチュニブは、コンサータやストラテラに比べると依存性が少ないのですが、全体的な副作用の数値を見ると、コンサータ、ストラテラ、インチュニブなどと大きな差はないように思われる。インチュニブはもともと血圧を下げる薬だったため、血圧低下に注意が必要です。

商品名：ビバンセ

薬名：リスデキサンフェタミンメシル酸塩／中枢神経刺激剤

効能：６歳から18歳の子どもに対して承認されたADHD治療薬。不注意、多動・衝動性を改善させる効果がある。18歳未満から使用を開始している場合、治療上の有益性や危険性に配慮し18歳以降も慎重に使用継続が可能。

服用法：通常子どもにはリスデキサンフェタミンメシル酸塩として30mgを１日に１回、朝に経口投与する。症状によって１日70mgを超えない範囲で適宜増減する。増量は１週間以上の間隔をあけて１日用量として20mgを超えない範囲で行うこととなっている。活性体であるd-アンフェタミンは１回の服用から３～５時間で最高血中濃度に達し、10時間ほどで血中濃度は半分に低下する。毎日内服すると５日ほどで一定の濃度に維持される。

副作用・注意点：代表的な副作用は、食欲減退、不眠、体重減少、頭痛、悪心、などがある。育ち盛りの子どもにとっては成長期ということもあり食欲減退が心配される。それに伴って体重が減少する。薬が効いている日中の食欲が減退するので、朝食や夕食、あるいは間食などで補う必要も考慮する。

ADHDが原因で二次障害がある場合に使う薬

ADHDが原因と考えられる抑うつ症状や睡眠障害などの二次障害が起きている場合は、薬を組み合わせて使うこともあります。

症状によって薬を組み合わせる

ADHDの女性は、抑うつ症状が出ていることもあります。抑うつ症状とは、うつとは違い不注意などのミスが続き「生きる希望がない」といった自己否定的になってしまう「気分の落ち込み」のことをいいます。抑うつ状態になると、自分の力だけではどうすることもできずに症状が重くなってしまうこともあります。

このような抑うつ症状を軽減するためには、薬を使う治療を行います。つまり、ADHD

の治療薬と組み合わせて2種類の薬を使うことになります。もちろん、抑うつ症状がおさまれば薬の使用はやめますので、心配する必要はありません。

ただし、二次障害の状態によっては、使う薬が増えてくる場合があります。もし、複数の医療機関にかかっている場合は、どんな薬を服用しているのか、すべて主治医に報告しておきましょう。

ADHDの治療薬と組み合わせて使う主な薬

抗うつ薬	抑うつ症状を軽減する効果がある ●SSRI（選択的セロトニン再取り込み阻害薬） フルボキサミン／商品名：ルボックス、デプロメール セルトラリン／商品名：ジェイゾロフト ●SNRI（セロトニン・ノルアドレナリン再取り込み阻害薬） ミルナシプラン／商品名：トレドミン ●三環系抗うつ薬 クロミプラミン／商品名：アナフラニールなど
抗不安薬	不安が強くなっている時や睡眠障害に効果がある ●ジアゼパム／商品名：セルシン ●ブロマゼパム／商品名：レキソタン ●ロラゼパム／商品名：ワイパックス
抗精神病薬	治療薬を使っても多動性や衝動性がおさまりにくい場合や攻撃性が強くなっている状態の時に効果がある ●リスペリドン／商品名：リスパダール ●アリピプラゾール／商品名：エビリファイ ●ペロスピロン／商品名：ルーランなど
降圧薬	高血圧の改善に使われる薬だが、多動性や衝動性、興奮を抑える効果もあり、補助的に使われる ●クロニジン／商品名：カタプレス
その他の薬	気分を安定させたり不眠を解消させる時に使う ●気分安定薬 バルプロ酸／商品名：デパケン カルバマゼピン／商品名：テグレトール トピラマート／商品名：トピナ ●睡眠リズム改善薬 ラメルテオン／商品名：ロゼレム

ＡＤＨＤは、他の発達障害や病気と併存することも多い

ＡＤＨＤは、ＬＤなどの他の発達障害や病気と併存していることも多く、そうした症状に対する対応や治療なども必要になります。

診断では併存状態の確認も必要になる

ＡＤＨＤは、ＬＤと併存している確率が高いことがわかっています（併存率は60％といわれています）。また、ＡＤＨＤの女性は特性を家族や周囲から気づいてもらえないことも多く、ストレスが重なり抑うつ状態や不安障害など心の病気を発

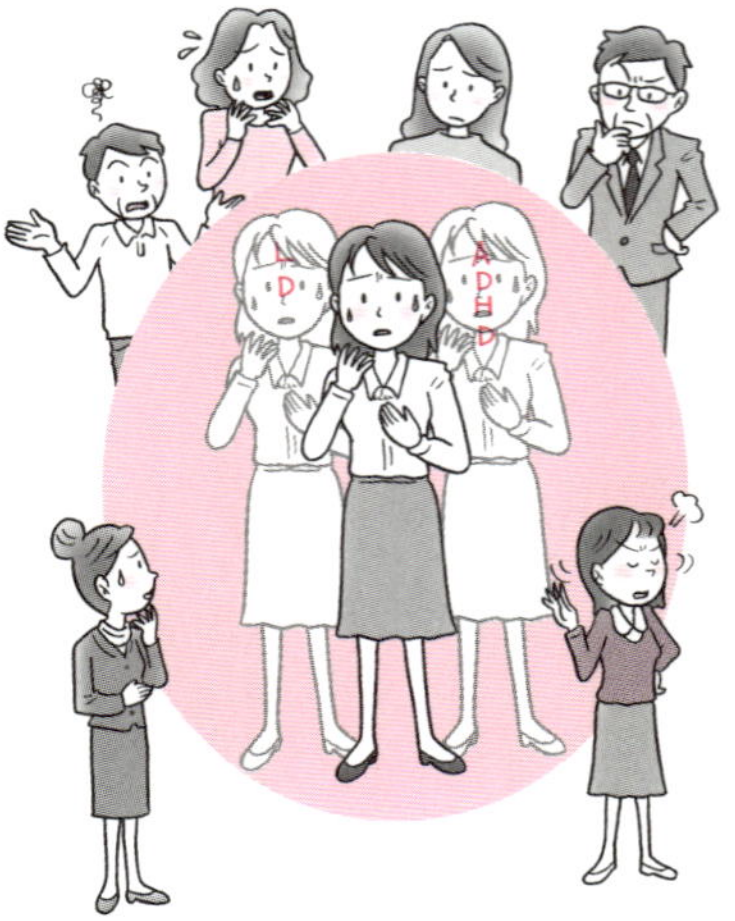

症している場合もあります。医療機関で診断してもらう時は、他の発達障害や病気についてもしっかり診てもらいましょう。↓P89参照

他の発達障害や病気が併存している場合は、教育的な面からと医療的な面からの支援が必要になります。

ADHDが併存する発達障害と主な病気

不安障害

勉強や仕事のミス、人間関係のトラブルによって強い不安を抱える

行為障害・反抗挑戦性障害

反抗的・破壊的な行動が目立つ。感情の変動などが強く抑制が難しい年齢（９歳前後が多いといわれる）や家族の虐待なども関係する場合が多い

抑うつ／うつ病

周囲から理解されず、批判的な対応やサポートも得られず自己否定的な状態が続くことが原因になる場合が多い

LD

学習障害の中でも書字障害や言葉の書き取り、視空間認知（地図や絵を見て立体的にイメージしたりする能力のこと）

その他

ストレスからチックや言語障害、不眠症、買い物依存症、アルコール依存症になる人もいる

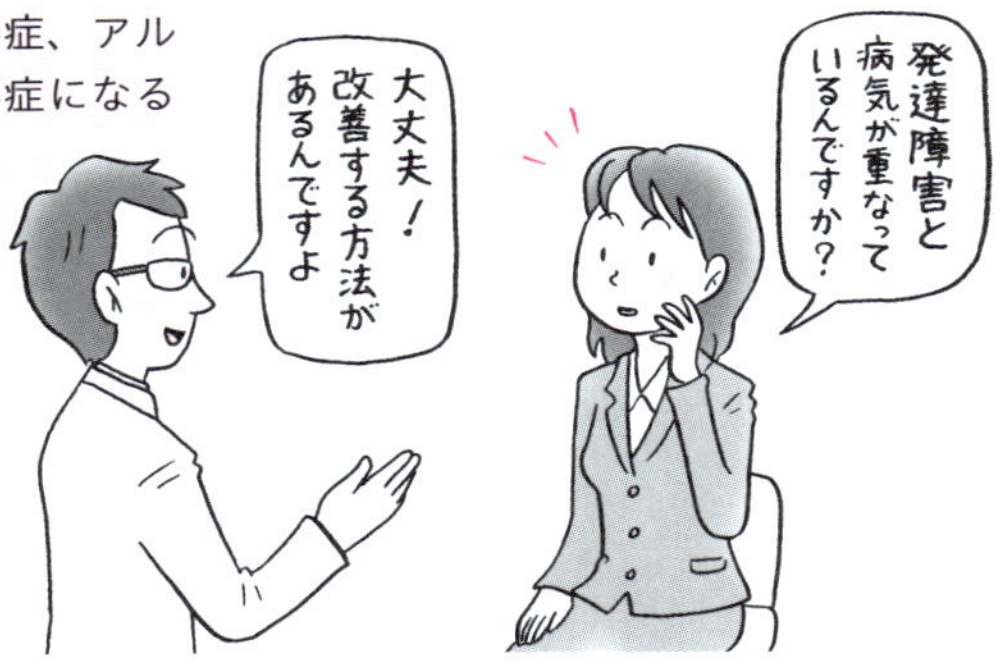
発達障害と病気が重なっているんですか？
大丈夫！改善する方法があるんですよ

薬物療法とともに環境調整が必要になる

ADHDの治療には、薬物療法だけではなく生活面を改善していく「環境調整」がとても重要です。

環境調整とは、生活を見直すこと

環境調整とは、簡単にいえば生活面を見直すということです。ADHDの特性のためにトラブルになりがちな交友関係や生活習慣などを見直して、特性に合わせた暮らしやすい環境に整えます。

例えば、仕事用のバッグや洋服と遊び用のバッグや洋服のタンス（整理用ケース）をしっかり分けたり、勉強するデスクと化粧する場所を分けるだけで忘れ物やなくし物は少なくなります。本人だけの努力では難しいので、医師のアドバイスをもとに家族や職場の人にも協力してもらう必要があります。

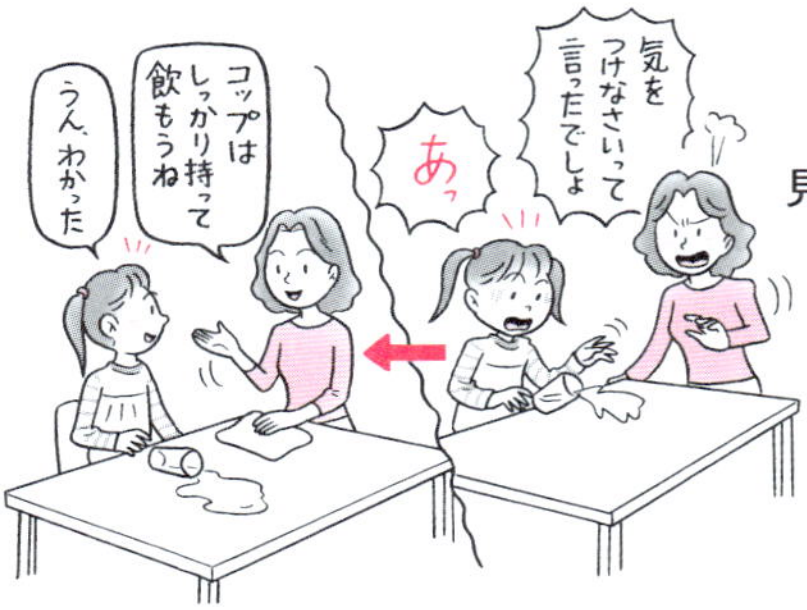
うん、わかった
コップはしっかり持って飲もうね
あっ
気をつけなさいって言ったでしょ

ほめ方、叱り方を見直すだけでも効果はある

ADHDの本人がまだ未成年の場合は、家族がその子どもとの接し方やコミュニケーションの方法を見直す必要があります。例えば、ほめ方、叱り方を見直すだけでも、ストレスは大きく減ってきます

- 当たり前の行動をした時➡すぐほめる
- 子どもが目標を達成した時➡すぐにしっかりほめる
- 失敗した時➡強く責めたり、繰り返し叱るのではなく、具体的な指示を出す

特性があっても生活上の支障がない場合は無視する

ADHDの女性は、多動性や衝動性の特性があったとしても暴力的になることはめったにありません。特性があったとしても生活に支障がない場合は、無理に直そうとしたり治療する必要はありません。治療とは、自力で対処しきれない部分を補うものと考えてください

部屋の環境を整える

食事をとる部屋とテレビを見る部屋を分けたり、自分の部屋の机の上には、オモチャや人形は置かない。本人が、その場所で何をするのかしっかりわかるように部屋の環境を整えると、落ち着いて目の前のことに取り組めるようになります

専用のカレンダーで行動を確認する

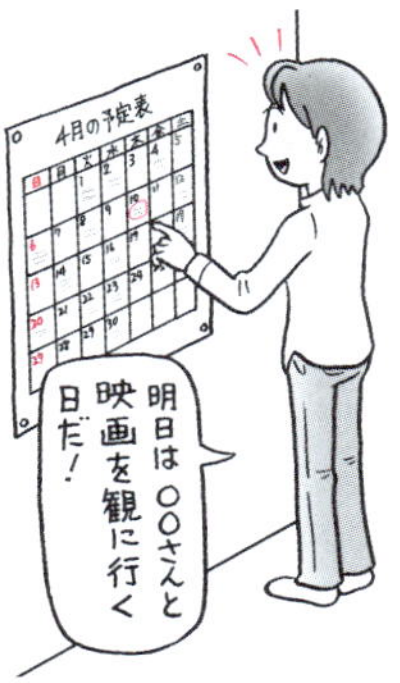
4月の予定表
明日は○○さんと映画を観に行く日だ!

最初は、家族用のカレンダーに予定を書き込むようにみんなで声をかけてあげましょう。できるようになったら、自分用のカレンダーを用意して毎日の予定が確認できるようにします。少しずつ次の準備に取りかかりやすくなってくるはずです

得意なことはほめて伸ばす

運動や趣味など得意なことは、家族や周囲の人がほめてあげることで、本人も自信を持って取り組めるようになります

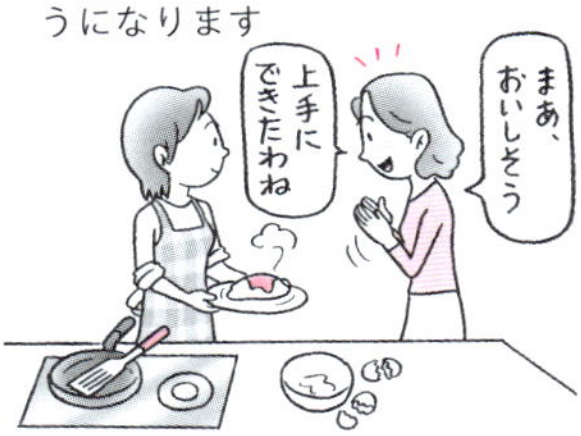
まあ、おいしそう
上手にできたわね

ADHD—今日から始める「生活改善」のヒント

毎日の生活を工夫することで、生きづらさが改善されることがあります。まずは、できることから試してみましょう。

「整理」のヒント

➡ 完全を目指さない

全部整理しようと思わないで、テーブルの上や本棚といったように、片づけ始める前に、ポイントを決めておきます

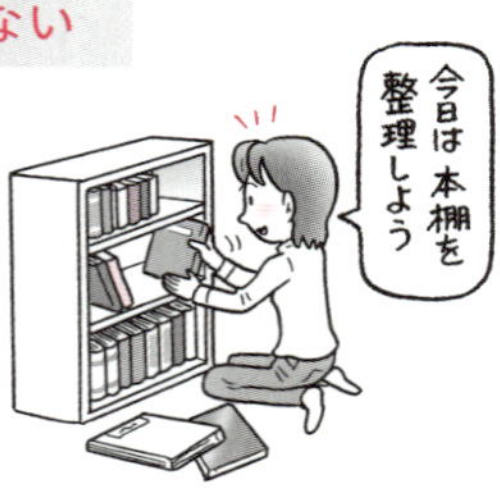

今日は本棚を整理しよう

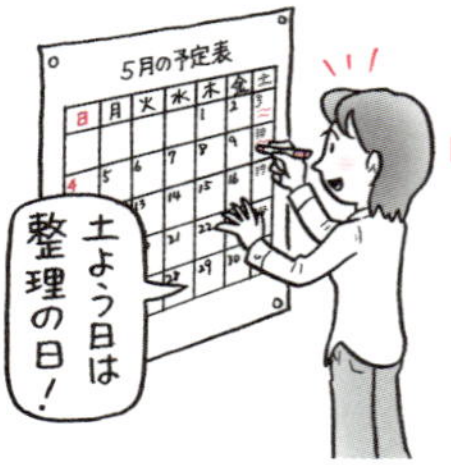

5月の予定表
日
月
火
水
木
金
土
土よう日は整理の日！

➡ 日時を決める

毎週土曜の午前といったように「掃除・整理」をやる日時を決めて、カレンダーなどに印をつけておくといいでしょう

「会話」のヒント

➡ 相手の話が終わるのを待つ

人が話している時は、話し始めずに相手が話し終わるのを待つクセをつけましょう。普段から家族や友だちを相手に練習してみましょう

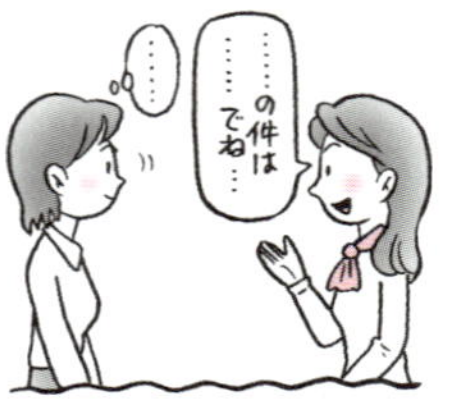

……
……の件は……でね…

➡ メモをする

自分の言いたいことは、メモしておくクセをつけておきましょう。メモを確認して話すことで、会話のトラブルは減るはずです

➡ いない人の話題を出さない

その場にいない人の話題を出したり、そのような会話に加わらないことでトラブルは減るはずです

「仕事」のヒント

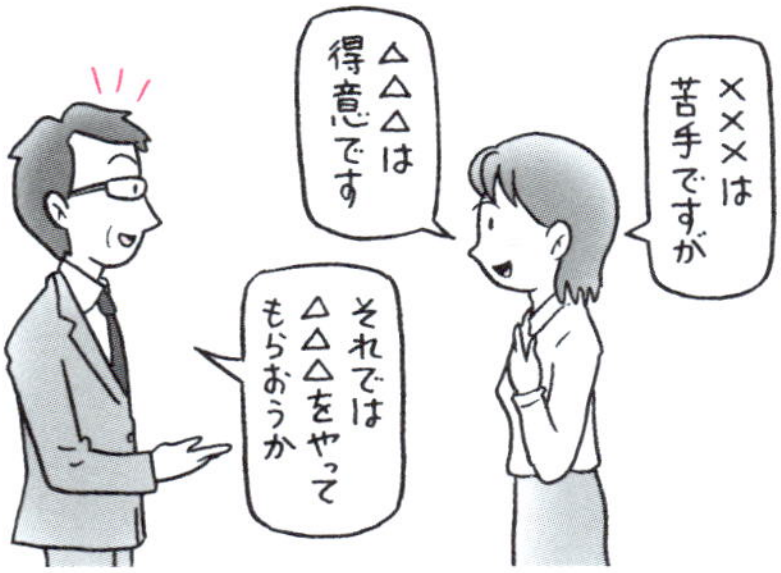
×××は苦手ですが
△△△は得意です
それでは△△△をやってもらおうか

「できる仕事」を伝える

苦手な仕事をすることは、大きなストレスになります。商品を揃える、運ぶなど自分の得意な仕事を上司に伝えて仕事を変えてもらうだけで、ストレスやトラブルは大きく減るはずです

休息を取る

自分の集中できる時間を伝えておき、休息が取れるよう配慮してもらいましょう

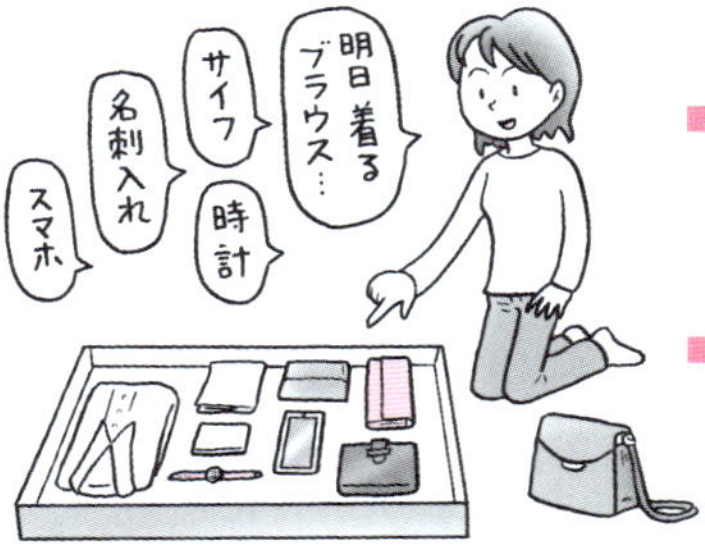
明日着るブラウス…
サイフ
時計
名刺入れ
スマホ

「忘れ物」を防ぐヒント

予備を持つ

忘れ物をしても大丈夫なように、常に予備を持っておくようにしましょう

指定の場所を決める

あらかじめモノの置き場所を決めておきましょう。カバンもポケットや仕切りの多いものを選び、常に指定の場所へ入れてすぐに確認できるようにしておくと、忘れ物やなくし物が減るはずです

「不眠症」を防ぐヒント

生活のスケジュールを決める

規則正しい生活ができるように夕食時間や入浴時間、就寝時間など毎日のスケジュールを決めておきましょう。感情が高ぶりやすいパソコンやゲームの時間は入浴前にするといった割合を決める工夫をしましょう

眠るきっかけをつくる

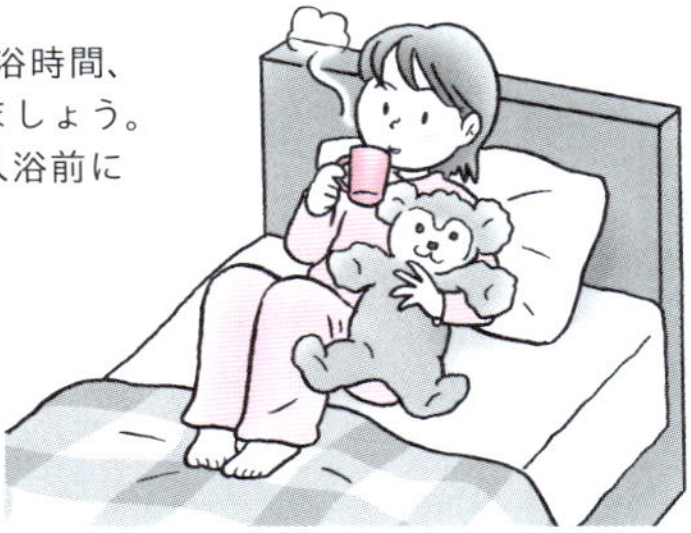

就寝前にストレッチなどの軽い運動をして適度な疲れを感じると、眠りやすくなります。また、温かいミルクを飲むといった眠るためのきっかけをつくってあげてもよいでしょう

解説

本当に必要な家族の支援とは

宮尾益知

母親と娘は複雑な関係を持つが父親が逃げ場所になる

母親と娘との関係はとても複雑です。特に母親が娘と同様の特性を持っている場合は、一層複雑になります。母親からは目の前の娘が過去の自分であり、過去の自分が自分の母からされていたことを無意識に娘にしてしまいます。このような行為は、自分の中にいる子ども時代の自分＝インナーチャイルドのために起きてしまいます。

しかし、そのことに気づかないと母親と娘の関係はどんどん複雑さを増していきます。しかも気がついた場合も問題は残ります。つまり母親は、自己嫌悪に陥ってしまうのです。もう一度つらかった子ども時代の自分を振り返り、自分の母も今の自分と同じ思いをしていたのだと気づくと、母を許せるようになります。

このように自分が子どもを持って、母の思いを体験しないと子ども時代のつらかった自分と母への苦い思いを持ったままで生活を送ることになります。自分を愛せない自分、自分が大丈夫だと思えない自分、何があっても自分を支えてくれる人がいると思えない自分を持っていることを家族がわかるようになっていることが大切ですが、とても難しいことです。

発達障害の特性の中には、自分勝手でだらしない、何度言っても同じ間違いをする人だと思われやすいという特徴があります。そのために両親や兄弟など家族中から攻撃を受け続けることになります。母親が第一ですが、父親が同じように攻撃することは得策ではありません。

父親は、母親と同じ立場に立たないことが大事です。母親が怒った時は父親が、父親が怒った時には母親が逃げ場所になり、母親のサポートもしながら子どものよいところを認めてあげるようにしなければなりません。こうしていないと家の中が「いばらの館」のようになってしまい、健康な心を持つことはできないと思います。

毎日の生活で基本となる部分は、構造化を心がけること。構造化とは、場所と時間と方法をわかりやすい形にすることですが、もっとよいのは流れです。ベルトコンベアーのように自然に、物事が流れていくことが一番うまくいきます。行動する場所に行き、決まったことを決まったようにします。

幼児期から児童期初期までは、起床してから登校まで、帰宅してから寝るまでベルトコンベアーのようなパターンを作っておきましょう。

両親の関係性が、子どもにとっては重要なことになります。男の子と異なり、女の子は両親の関係性を自分の将来に重ねていきます。家族の中で男性、女性を学び、夫婦や家族のあり方を学べるようにしてあげましょう。お互いのコミュニケーションと思いやりからすてきな夫婦関係は生まれてきます。

兄弟との関係はどうでしょうか。兄弟はライバルです。どちらが愛されているのか、気にかけられているのか、とても敏感です。男の子に許すことでも、服装、姿勢、行儀、言葉遣いなど女の子には厳しくあたることがあります。時間や夜の過ごし方にもうるさく言うことがあります。こうしたことは、男の子にはあまりうるさく言わないものです。もちろんその子のための気遣いだと思いますが、本人はそう取らないと思っていてください。

友情と愛情、好きと愛しているなどの区別は抽象的でとてもわかりにくいことです。両親から、どのように考えればよいのか、男の子の気持ち、女の子の気持ちの違い、結婚に至った過程や気持ちなども話してあげましょう。

女性の体の変化に気づき生活の環境を整える

思春期になると、女性は体が変わってきます。ふっくらと女性らしい体型になってきます。体が重くなってきますから、感覚が敏感な人にはだるくて眠くて何もかもおっくうになります。怠けているのではない、気持ちの問題ではない、体の調子なのだとわかってあげてください。特に同様の特性を持っている母親が、自分の経験で考えてもそこまではなかったとしても理解することが必要です。

思春期には親の言うことは聞かなくなり、言葉遣いや態度が変わってきます。家の中の自分と外の自分を使い分けていることをわかってあげましょう。24時間頑張ることは誰にもできません。家の中のほっとした一人の時間を大切に見守ってあげましょう。娘が話す内容は共感を持って聞き、アドバイスしてあげてください。

家族の一員であることを自覚できるように、家族同士で予定を共有し合い、困った時にお互いに話を聞き合う関係を持つ。こうしていくと家族内での口論は減り、家庭でもリラックスできるようになります。

生活の質を改善するために大事なことは、自分のために無理せず、断るべきことはしっかり拒否できるようにしなければなりません。人に頼ることが悪いことではないこと、互いにねぎらい合い、理解し合うことが生活も人間関係も改善していくことにつながっていきます。

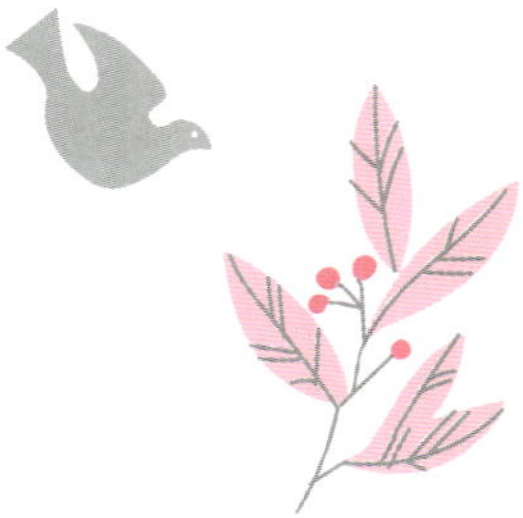

第4章

人間関係の悩みと対策
成長とともに大きくなる

同性の友だち、職場の人間関係、異性との問題……。成長するとともに大きくなる複雑な対人関係は、発達障害の女性が持つ大きな悩みとなっている場合が多いのです。人間関係のトラブルを防ぐためには、周囲の理解とサポートが必要になります。

思春期前後に複雑になる人間関係をひきずる

思春期前後になると人間関係も少しずつ複雑化し、グループ内での会話や行動などに「ズレ」や「孤独」を感じて悩むことが多くなります。

発達障害の女の子が感じる思春期の劣等感

思春期とは、第二次性徴（男の子の場合は声変わりなど、女の子の場合は初潮など）とともに10～12歳頃から始まります。そして、少しずつ周囲の人が気になり始めます。これは自己への同一性（アイデンティティ）の確立にとってとても重要なことです。

特に女の子は、この年頃になると同性だけの仲の良いグループができて、一緒に行動をすることが多くなります。女の子特有のグループ内だけに通じる「ガールズトーク」が盛んに行われるようになります。「ガールズトーク」は、授業や家族同士の会話とは違い、さまざまな話題が目まぐるしく変わります。

発達障害の特性のある女の子の場合は、会話についていけなかったり、グループ内の一体感を求められることに違和感を感じ、他の子どもとの違いを認識することも多いようです。

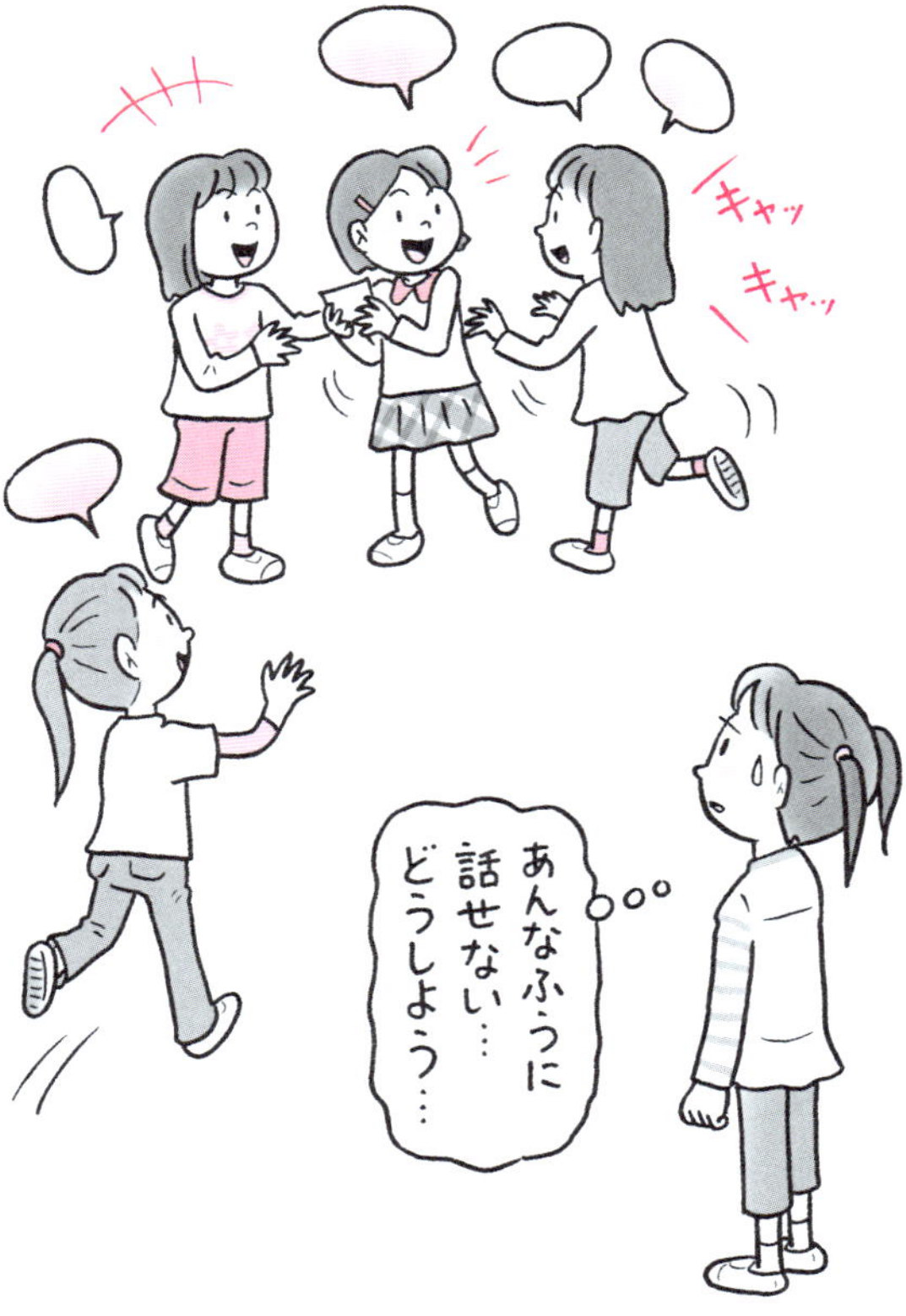
キャッ
キャッ
あんなふうに
話せない…
どうしよう…

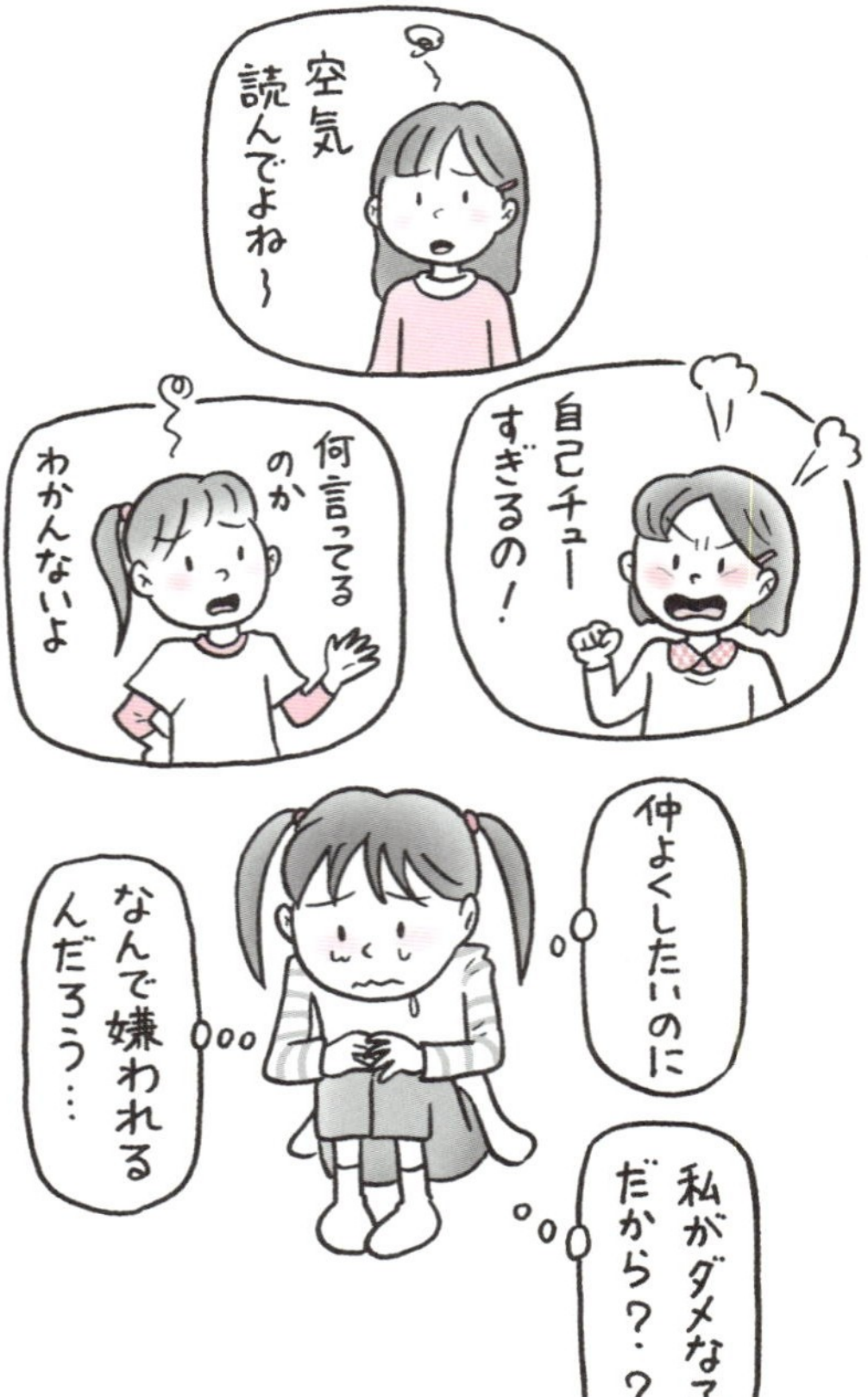
空気読んでよね〜
自己チューすぎるの！
何言ってるのかわかんないよ
仲よくしたいのに
私がダメな子だから？・？
なんで嫌われるんだろう…

また、発達障害の特性のある女の子の場合は、小学校に入るまでは、「素直な子」「おとなしい子」と周囲からほめられたり、小学校入学後も得意な科目では成績もよく、いわゆる優等生といわれる子どもも多いのです。

ところが、思春期にさしかかる頃になると、女の子同士の会話についていけなくなったり、

結婚生活や子育てに自信が持てない

アスペルガー症候群の妻が夫の気持ちや表情の変化を理解できず夫婦関係の悪化につながったというケースもあります。また、ADHDのお母さんが子育てに自信が持てずに「子育てうつ」になってしまったというケースもあります。いずれも人間関係の難しさが原因となっていることが多いのです。このような問題は、周囲が理解して対応したり専門医のもとで治療することで軽減できます。

余計なひと言を言って同性から「変な子」「空気が読めない子」と敬遠されたりして、孤立感や劣等感を抱いてしまう場合もあります。

思春期のつまずきがトラウマになる

発達障害の女性は、思春期に起きる人間関係のトラブルから劣等感や孤立感が深まり、大人になっても大きなトラウマとなってしまう場合もあります。また、学校でいじめにあい、不登校になったり、うつなどの二次障害に長く苦しんでいる人もいます。

人間関係のトラブルを防ぐためには、周囲の理解とサポートが何よりも必要になります。

女性の友人との間で起きるトラブルと対応策

発達障害の女性は、思春期前後に始まる女性特有の付き合い方に悩んでいる場合があります。同性との人間関係の悩みは、その後の大きなトラウマになることもあります。

女性グループ内のルールが理解できない

思春期を迎える頃になると、仲のよい女性同士のグループができます。女性にとって家庭以外の生活は、そのグループが中心になることもあります。こうしたグループには序列や会話、ファッションなど一定のルールがある場合が多く、暗黙の了解があります。例えば、グループ内の会話は他には話さないとか、休日にはグループのメンバーで一緒に遊びに行くなど……。

女性同士でトラブルになる理由

▼

アスペルガー症候群の女性

- こだわりが強い
- 自分の興味があること以外に関心がない
- 話の全体像よりも細部にこだわってしまう
- 基本的にマイペースで、他人の言動に興味がない
- 社交のマナーがわからない
- 恋愛や秘密事項など、グループ内の暗黙の了解がわかっていない
- グループへの帰属意識がうすく、自分のことを優先してしまう
- 非言語的なコミュニケーションが苦手
- 人の表情を読むことが苦手
- 暗黙の了解や冗談、皮肉など言外の意味を推察することが苦手
- 口調や態度から相手の気持ちを読むといった、言葉ではない「非原語的」なコミュニケーションが苦手

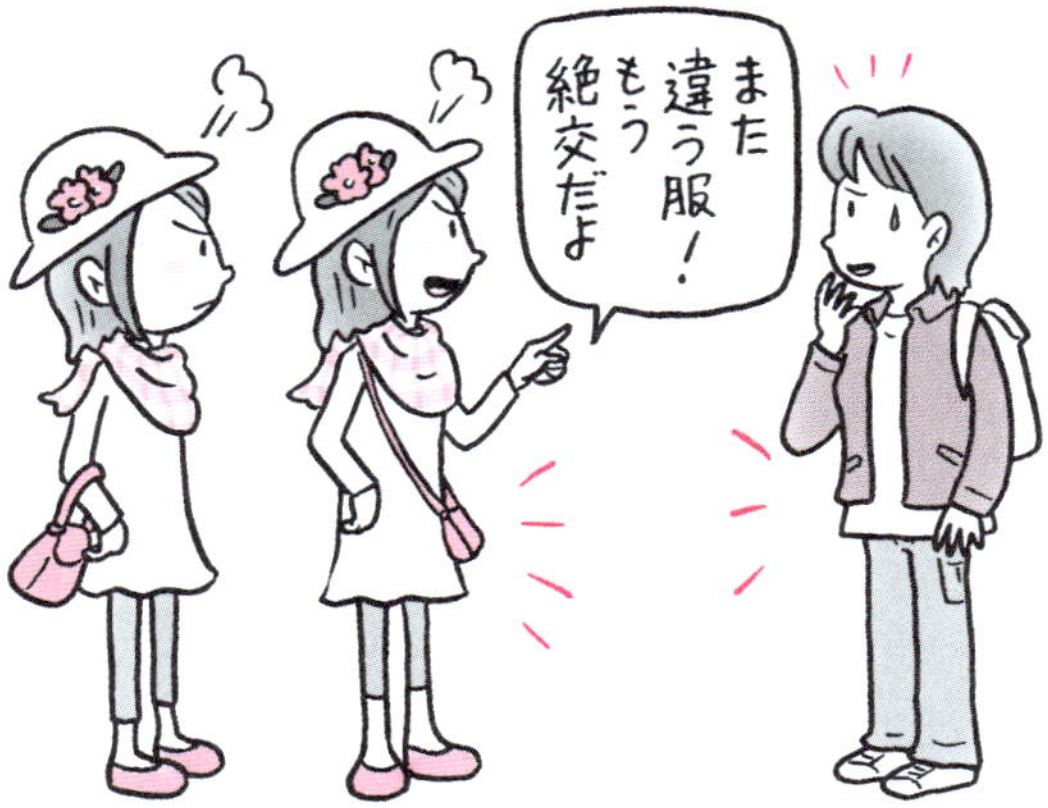

しかし、アスペルガー症候群の女性の場合は、さまざまな暗黙の了解が理解できずに、仲間はずれにされたり、いじめにあってしまうこともあります。

また、ADHDの女の子の場合は、ルールは理解していても不用意な発言や自分勝手な発言をして、グループ内で嫌われてしまうこともあります。どちらのケースであっても特性のある女の子にとっては、なぜ自分が嫌われているのか理解できない場合が多いようです。

思春期に人間関係でつまずいてしまうと、その後の影響が大きいので、しっかり周囲が対応しサポートする必要があります。

女性同士でトラブルになる理由

▼

ADHDの女性

- 気配りができない
- 人の話に割り込んで話す
- しゃべり過ぎる
- 会話の内容が変わっても気づかずに的外れなことを言ったりしたりする
- 約束を守れない
- 待ち合わせに遅れる
- 女性同士の秘密をつい話してしまう
- 約束しても自分のことを優先してしまう

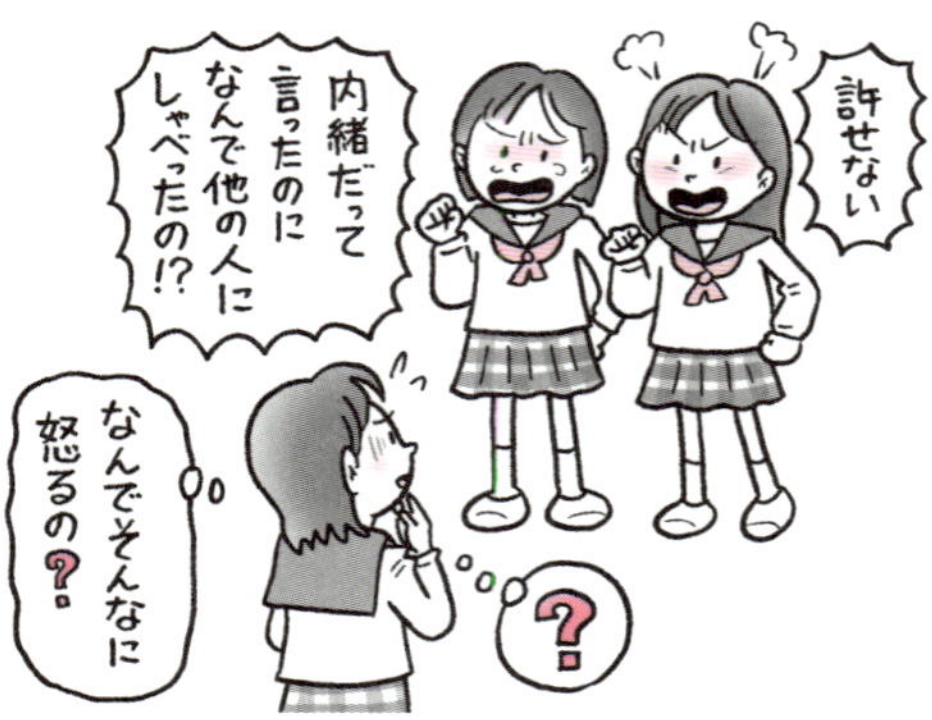

許せない
内緒だって言ったのになんで他の人にしゃべったの!?
なんでそんなに怒るの?。
?

対応策

理解してくれる友人と付き合うだけでよい

思春期は、それまでの友人関係が変わる時期でもあります。しかし、無理に友人を増やすより、少なくとも自分を理解してくれる友人がいればいい、と親や教師が教えてあげることも必要な対応策です。一人が好きなら友だちがいなくても問題はありません。

サポートするポイント

交友関係に関しては必要以上に干渉するのではなく、友だちのつくり方や会話の仕方をアドバイスしてサポートしましょう。

- 本人の個性を尊重する
- 理解してくれる友だちがいれば少なくてもよい
- 一方的に言いなりにならない
- 友だちを独占しない

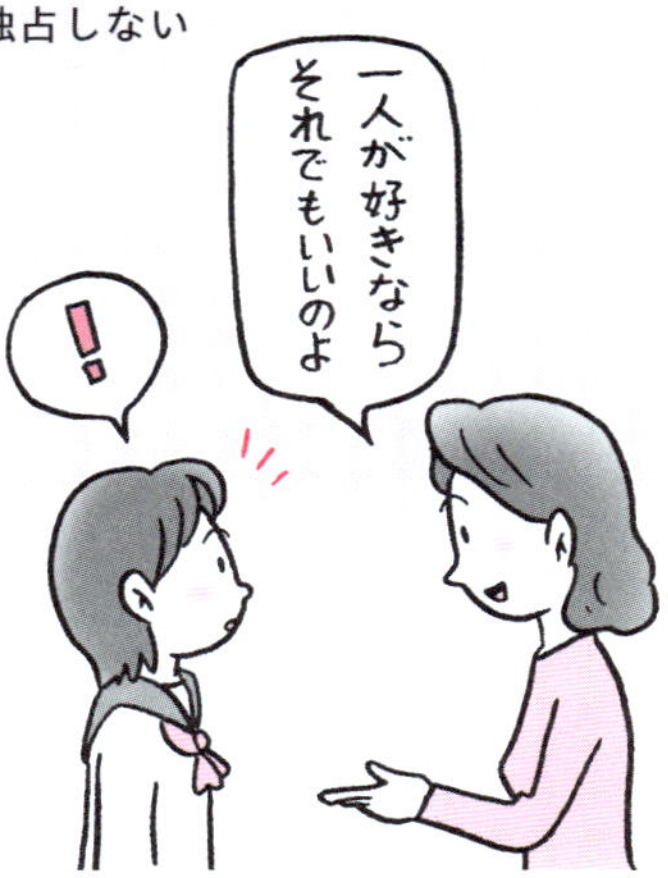

異性との間で起きるトラブルと対応策

発達障害の女性にとって、異性との交友で難しいのは〝距離感の取り方〟です。20歳を過ぎると深刻なトラブルになってしまう場合もあります。

異性との〝距離の取り方〟にとまどう

アスペルガー症候群の女性は、同性と異性とでは、付き合い方が変わるということがなかなか理解できずに極端な行動を取ってしまう場合があります。

例えば、同性よりも趣味などで話の合う異性との付き合いの方が気楽だと思って、いつも異性とばかり話

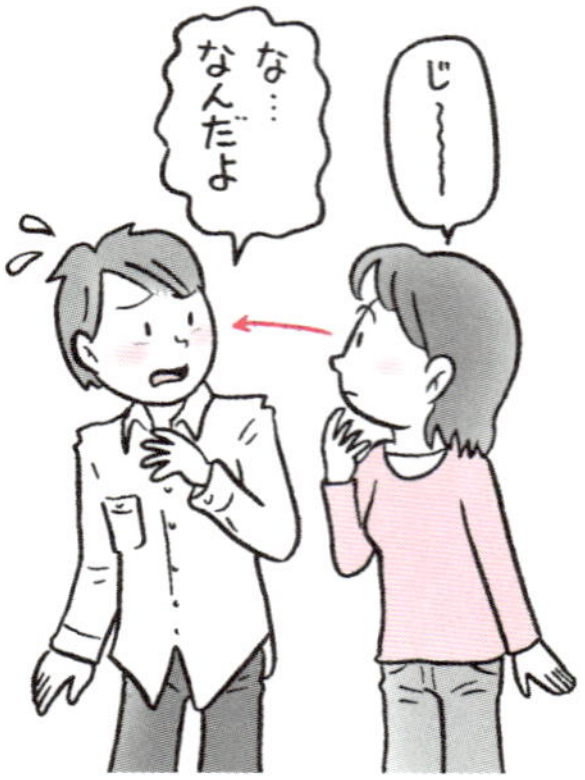

をしていたり、一緒に行動することで同性から男好きな女性と誤解されてしまうこともあります。

また、男性が「今日は男同士の話だから」などと、会話を断ると嫌われたと思って大きなショックを受けることがあります。

羞恥心が持てずにトラブルになることも

発達障害の女性が引き起こしてしまう異性とのトラブルの中には、羞恥心が十分育っていないために起きるものがあります。

例えば、思春期を過ぎても家族の前で裸になったり人前で平気でパジャマやガウンに着替えたり、下着が見えていても気にしなかったり、性的な言葉を大声で話したりといった行動をとってしまう場合があります。自分ではまったく意識していない行動によって、誤解

羞恥心の欠如による行動

- 人前で股間をさわる
- 人前で露出する
- 人前で着替える
- スカートをはいていても人前で足を開く
- 異性の顔・胸・足などをジッと見る
- 異性と距離を取らず、体が触れる
- 異性の持ち物に強い興味を持ち、さわったり持ってきてしまう

した男性から性的な被害にあってしまう場合もあります。

「恥ずかしいこと」とは何か、を説明することも必要ですが、社会的なルールとしてこのような行動はしてはいけない、ということを明確に教えてあげる必要があります。間違いを指摘したり、ただ恥ずかしいことだと伝えたりするのではなく、具体的にどう行動すればよいのかを示すことがサポートにつながります。

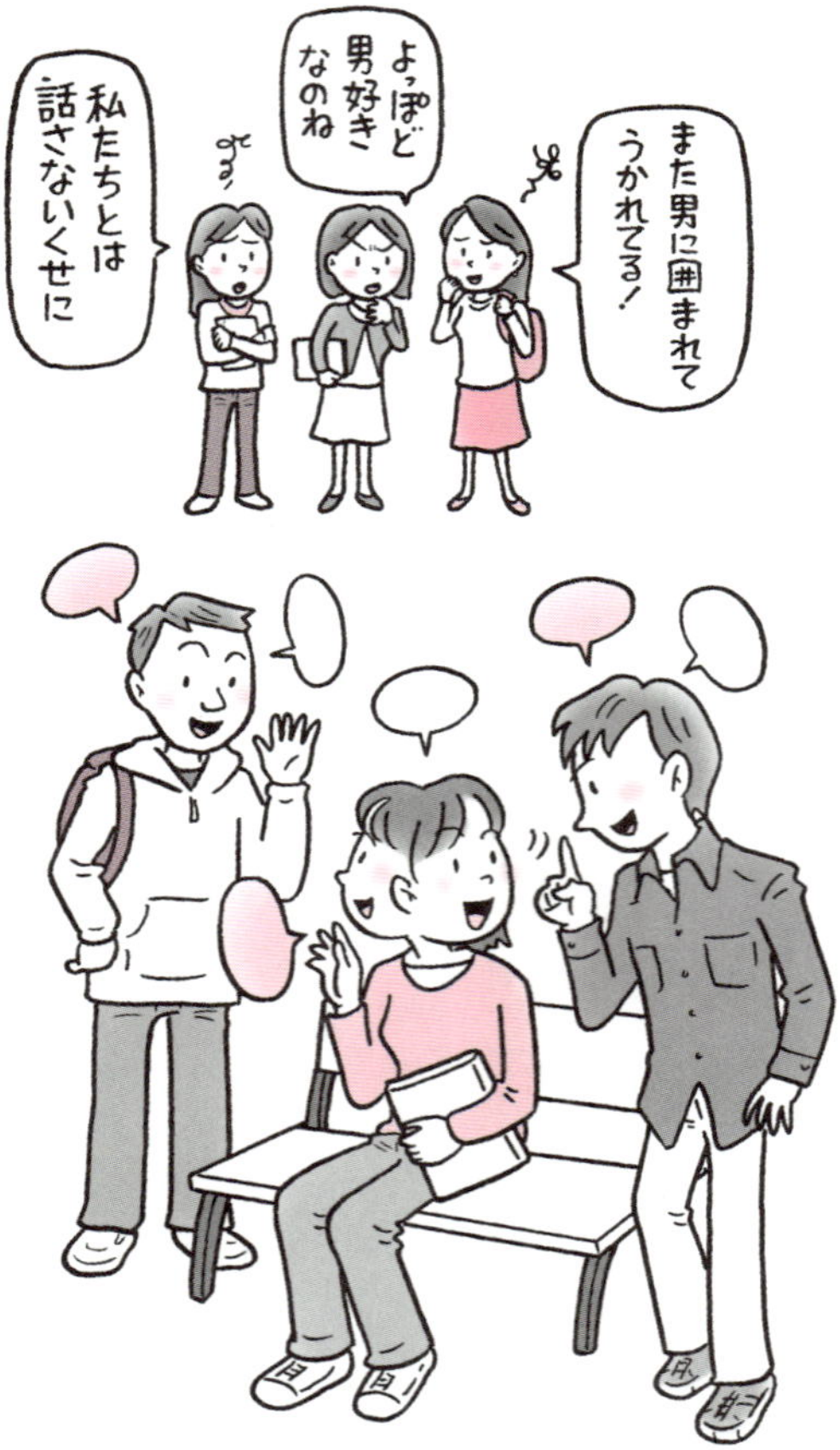
また男に囲まれてうかれてる!
よっぽど男好きなのね
私たちとは話さないくせに

サポートと対応法

男性の前でしてはいけない行動を教える

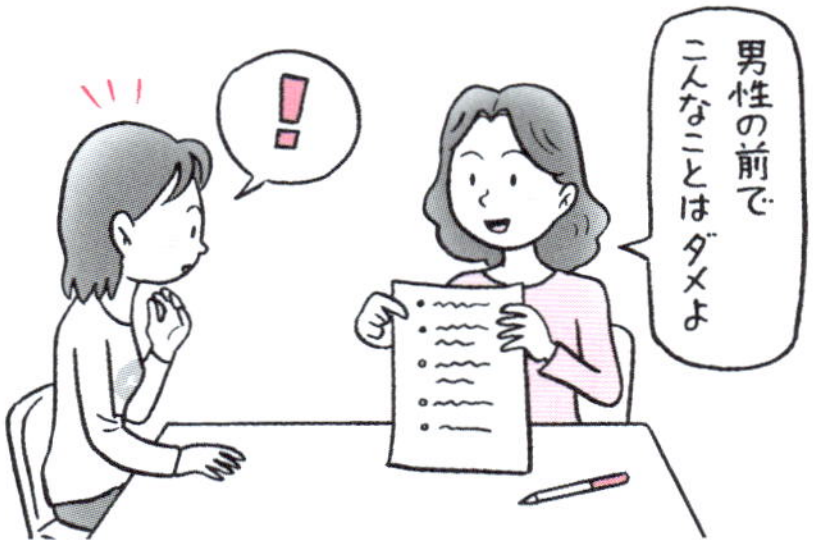

同性であるお母さんが思春期以降に男性の前でしてはいけないことをルールやマナーとして覚えるようにアドバイスしましょう。

ルールとして教える

1、「なぜ、ダメか」と説明するよりルールとして教えた方が理解しやすい

2、話すだけでなく、具体的にノートなどに書いて図示した方が理解しやすくなる場合もあります

子どもの話を聞く態度で

アドバイスをする時は、親が一方的に話すのではなく、子どもの話を聞く態度で接しましょう

友だちにフォローしてもらう

異性への態度によって同性にも嫌われてしまうことがあります。友だちに見守ってもらいフォローしてもらうことで、異性とのトラブルが減る場合もあります

あいさつやお礼が言えない

アスペルガー症候群のために、職場内の円満な人間関係に欠かせないあいさつやお礼がいえずにトラブルになってしまうこともあります。

いつ、どこで、お礼を言うのかわからない

アスペルガー症候群の人は、社会性の乏しさから「あいさつ」「お礼」「謝罪」「社交辞令」など職場に欠かせないひと言が言えない人も多いようです。

誰かが遅刻してくると必要以上に怒るのに、自分が遅刻した時は、（自分なりの）理由があるので誤りもせず平然としている。先輩が仕事のミスをカバーしてくれても「ありがとうございます」のお礼のひと言もなく何ごともなかったように平然と自分の作業に没頭してい

る……、といったように特性のために職場の誤解を招きやすい行動をとってしまう場合があります。

本人に悪気はないのですが、社会性やコミュニケーションの乏しさから、その場に合わせた礼儀や社交マナーが身についていない場合もあります。中には、お礼やおわびをいうタイ

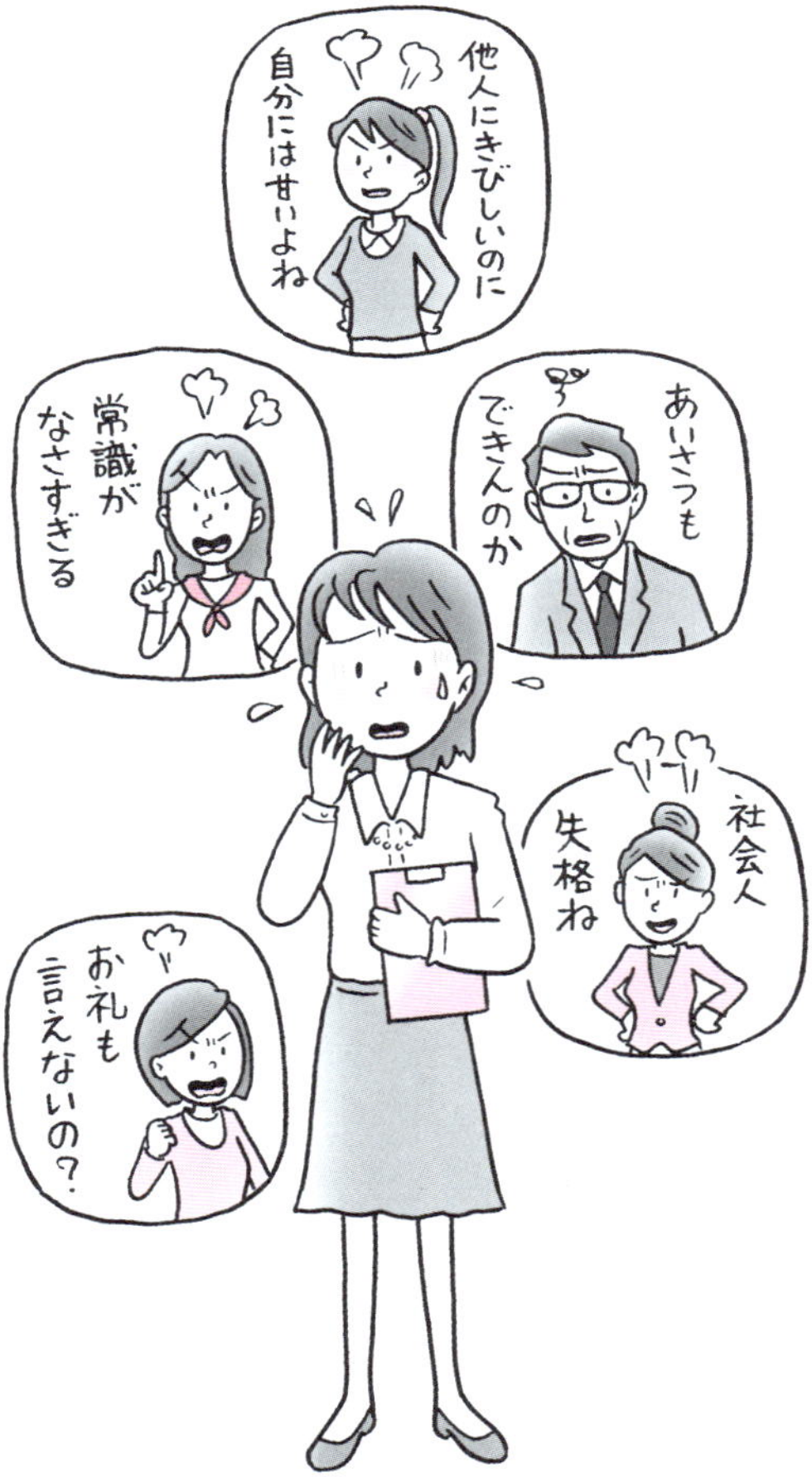
他人にきびしいのに
自分には甘いよね
あいさつも
できんのか
常識が
なさすぎる
社会人
失格ね
お礼も
言えないの?

ミングがわからない人もいます。

言葉の使い分けやあいさつが苦手

職場には、同僚、上司、お客さんとさまざまな立場の人間がいます。しかし、相手によって上手に言葉を使い分けることができず、トラブルになってしまう場合もあります。上司に同僚のような言葉遣いをして叱られたり、道で自社のお客さんからあいさつされたのに無視した態度をとってしまい、後で上司に叱られても何が悪かったのかわからない場合もあります。

しかも、自分のミスが原因で社内でトラブルが起きても自分は悪くないと思っていることも多く、上司や同僚から注意されたり叱られると激しく反発しがちです。仕事はできても職場の評価が上がらず、周囲に責任転嫁して辞職する場合もあります。⬇P133参照

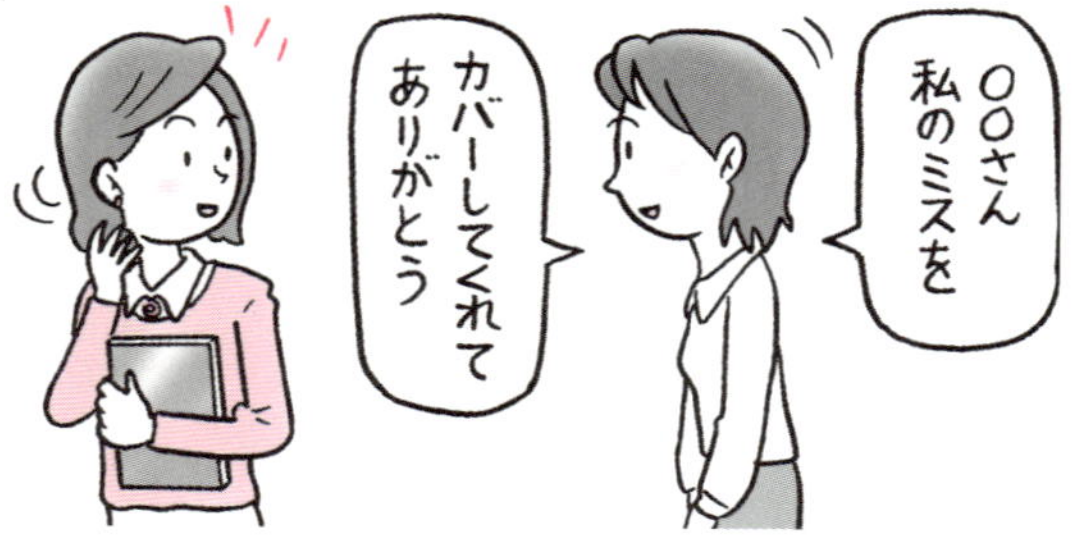
○○さん
私のミスを
カバーしてくれて
ありがとう

対応策

職場に必要な「マナー」は、習慣として覚える

あいさつ

- 出社や退社の時は、場所を決めておいて声に出してあいさつする
- 知り合いと会ったら軽く会釈する
- あいさつは自分からするように心がける

お礼や感謝を表す

- 手伝ってもらったらお礼を言う
- お土産や贈り物をもらったら、すぐにお礼を言う（たとえ気に入らなくともお礼を言う）
- お礼を言う時は、声に出す

頼みごとをする時

- 「～をお願いできますか」と、相手の都合を聞く
- 頼みごとを聞いてもらったら、お礼を言う
- 相手が仕事中の時や、忙しい時は避ける

相手を思いやる

- 初対面の人の顔をジロジロ見ない
- 相手が時計を見たり、時間を気にしたら時間は大丈夫か確認する
- 相手の表情や態度が変わったら、自分が何かしてしまったか、思い切って聞いてみてもよい

職場の人間関係で起きるトラブルと対応策②

時間が守れない、ミスが続いてしまう

ＡＤＨＤの女性は時間内に仕事が終わらなかったり、小さなミスが続いて孤立してしまう場合があります。

時間の見込みが甘く仕事が終わらない

「明日までに仕上げて」と頼まれたのに仕上がらなかったり、仕事の段取りが悪く期限を守れないというケースもあります。ＡＤＨＤの女性は、時間の見込みが甘く計画的に行動できないというケースが多いようです。

これは、特性の一つである「多動性」が、言動ではなく思考面に出ているからだと考えられます。そのため、予定を立てて行動することが苦手で時間がなくても「できるはず」という、甘い見込みや期待を持ってしまうのです。
男性の場合は、「多動性」が落ち着きのなさに出ることが多いのですが、女性の場合は、時間にルーズという面に現れる場合が多いようです。仕事は、遅刻や時間に厳しいことが求められます。職場では、「ルーズな人」と思われてしまうと信頼関係が築けずに人間関係もうまくいきません。

職場でトラブルになりがちな「多動性」の特性

計画的に行動できない

予定に合わせて行動できない。間に合わないとわかっていても、大丈夫だと思って調整しない

余裕を持たずに行動する

仕事でもプライベートでも時間的な余裕を持たずに行動してしまう

段取りが組めない

仕事やものごとに対する考えがまとまらず、なかなか取りかかれない

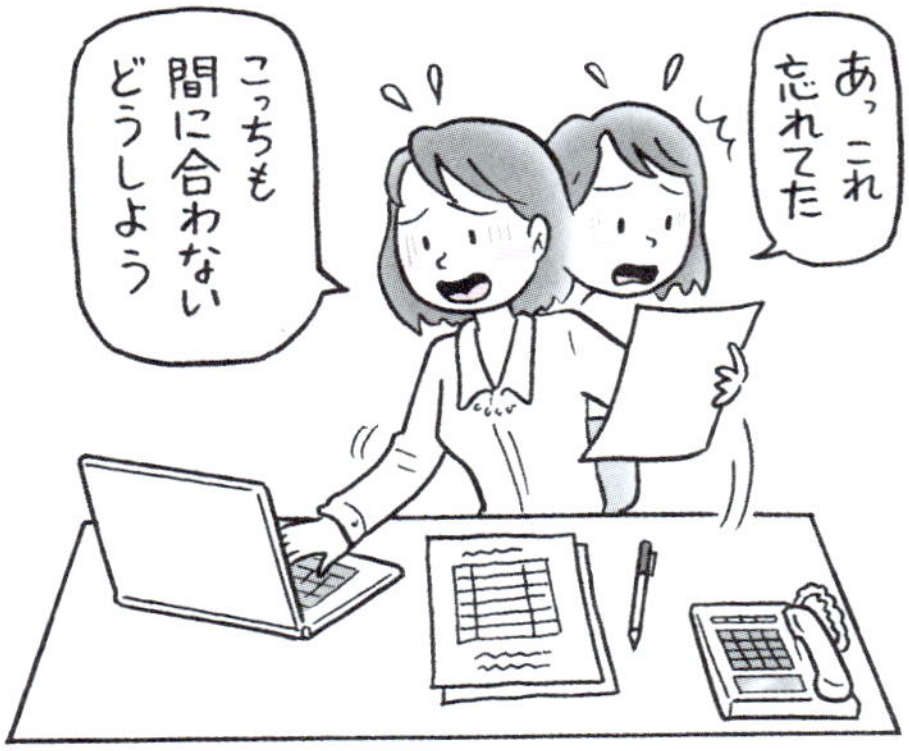
あっこれ忘れてた
こっちも間に合わないどうしよう

一生懸命なのにミスしてしまう

ADHDの女性は、一生懸命がんばっているのにミスが続いてしまうことがあります。ミスが繰り返されるのは、ADHDの「不注意」が考えられます。上司の指示を聞き逃したり、忘れてしまうこともあります。

また、手先が不器用で、書類を書いたり細かな仕事が苦手な人もいます。一つのことに集中することが苦手で、仕事の途中なのに違うことを考えてボーッとしてしまう人もいます。職場でミスが続いた結果、「不真面目」だと職場の信頼を失ってしまい会社を辞めたり、自己嫌悪に陥って

職場でトラブルになりがちな「不注意」の特性

気が散りやすい

自分の気にしていることに注意がいってしまい、作業や人の話に集中できない。あるいは、話しかけられると気がそちらに向いてしまう

忘れっぽい

仕事の手順など一度聞いたくらいでは、なかなか覚えられない。忘れ物が多い

切り替えが苦手

別の作業に切り替えたり、意識を切り替えることが苦手で、前の作業のミスなどをひきずってしまう

しまう人も多いのです。
本人は、「一生懸命やっているのに、なぜ」と疑問に感じますが、特性のために本人の努力だけでは難しく、周囲のサポートが必要になります。

対応策

適度な「手抜き」を認める

「手抜き」といってもいい加減な仕事を認めるという意味ではありません。勤務中であっても定期的に休息を取ったり、時間に余裕のある仕事を任せるなど、本人が強いストレスを感じないように適度な「手抜き」を認めることが支援につながります。

サポートするポイント

- 指示は、短くわかりやすく伝える
- 作業の進行は、１日のスケジュールや工程表を貼って目で確認できるようにする
- できた時は、はっきりほめる
- １時間に５〜10分程度の休息を認める（飲み物を飲むなど）
- 定期的にミーティングを開いて本人の言い分を聞いたり、職場のルールの確認をする

恋愛や性に関するトラブルと対応策

恋愛や性に関して思わぬ誤解やトラブルに巻き込まれてしまうこともあり、支援が必要な場合もあります。

恋愛のサインがわからず失敗してしまう

発達障害だからといって恋愛や結婚ができないということはありません。実際に結婚して幸せな生活を送っている人もいます。ただし、恋愛や結婚をするには、やはり本人の努力以上に周囲の理解や支援も必要になってきます。

アスペルガー症候群の女性は、他人の気持ちや状況を把握することが苦手です。相手にその気がないのに、突然告白して困惑されたり、怖がられてしまう場合もあります。

例えば、職場で親切にされたからと、自分に好意を持っていると勘違いして、仕事中ジーッとその男性社員を見つめていたり、あとをつけて家まで行ってしまい、大きな問題になってしまう場合もあります。

また、新入学や新入社などで出会ったばかりなのに男性の言いなりになってしまい思わぬトラブルに巻き込まれてしまう場合もあります。

男性との間に発生しがちな「問題行動」

- 状況や場面に関係なく好意を持ってしまう
- 男性をジーッと見つめる
- 相手のウソを見抜けず信じてしまう
- 状況や場面に関係なく恋愛や性の話題を持ち出す
- 次々と付き合う相手を変える

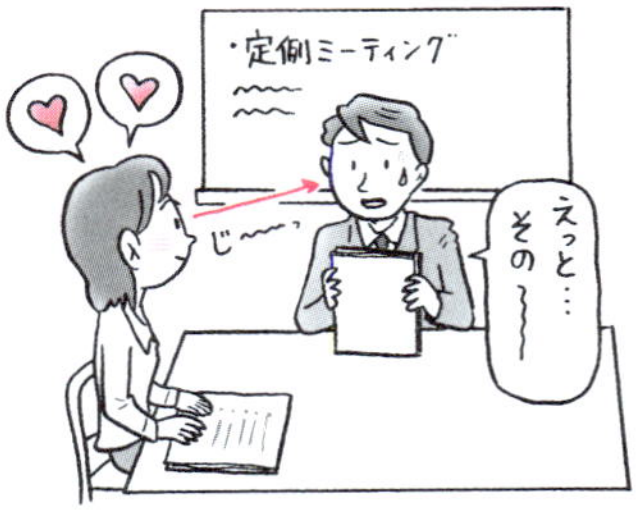

「なんとなく、いい雰囲気になる」という言葉があるように、恋愛にはさまざまなサインがあります。しかし、特性のために、表情や仕草から相手が出す「感情のサイン」が見抜けないために失敗を繰り返してしまいがちです。

また、想像力や社会性の欠如から、どうすれば異性が喜ぶか、恋愛がうまくいくかわからない場合があります。そのため、形のない愛情を絵や動きで見せてくれるマンガやテレビの恋愛ドラマからの情報をそのまま真似て行動に移してしまう人もいます。

現実の恋愛には相手の気持ちを尊重する「暗黙の了解」という部分も多いものですが、マンガや恋愛ドラマではなかなか表現できない部分であり、実生活では不都合な面も多いのです。

恋愛問題でさまざまな失敗を繰り返すことで、恋愛に消極的になったり自己嫌悪に陥ってしまう人も多いようです。

恋愛に関しては、注意すべき点を「ルール」として覚えるといったように家族や友だちにフォローしてもらいましょう。

「浮気性な人」と誤解されてしまうことも

ＡＤＨＤの女性は、多動性のために気分がコロコロ変わり衝動的に判断し行動してしまう人もいます。自分が気に入らない人でも交際を申し込まれると「ノー」と言えず、付き合ってもすぐに別れてしまい、また同じようなタイプの男性と……。次々と恋愛を繰り返し「浮気性な人」と誤解されてしまう人もいます。

また、男性に頼り過ぎて言いなりになり、生活が振り回されて疲労してしまう人もいます。日頃からミスが多い自分に劣等感を持っているため、自分の意見をはっきり言う人やグイグイ引っ張ってくれるタイプの少し強引な男性に好意を持ってしまうこともあります。

対応策

恋愛や性に関する問題を「ルール」として身につける

「なぜ、ダメなのか」ではなく、ルールとして身につけましょう。

例

- 職場で恋愛や性の話はしない
- 職場には肌を露出する服を着ていかない
- 男性の顔や体をジーッと見ない
- 男性と付き合う前に友だちに相談する
- 初対面の人にはついていかない

「ブレーキ役」をお願いしてトラブルを予防しましょう

恋愛問題に関しては、母親や仲のよい友だちなどに「ブレーキ役」になってもらい、トラブルを予防しましょう。ブレーキ役がいれば、金銭問題のトラブル予防にもなるはずです

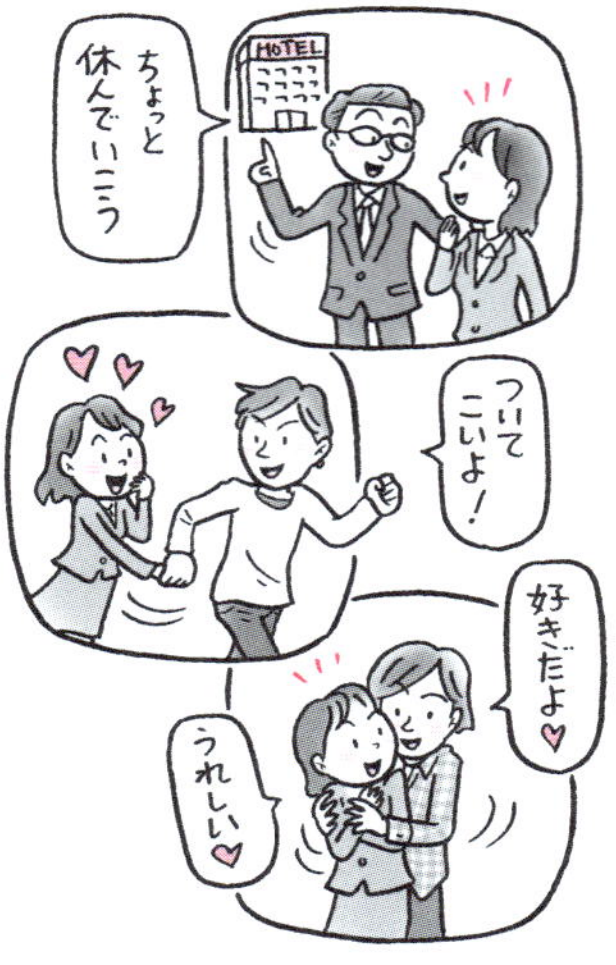
HOTEL
ちょっと休んでいこう
ついてこいよ！
好きだよ♡
うれしい♡

解説

結婚や家庭をどのように考えるか

宮尾益知

特性のために失敗や後悔が続くこともある

ADHDの女性は大切なことを決めるのが一番最後になります。結婚をする時も同じです。自分勝手な傾向がありますから自分の思いで、相手を好きになってしまい、相手の意図や気持ちにお構いなく、相手の気持ちが燃えてきて自分に向いてくれるのを待つまでもなくどんどん気持ちと行動が進んでいってしまいます。

その結果、不幸なことになることもありますし、結婚後の後悔につながることもあるかもしれません。もちろん、大人しく自己主張しない男性がADHDの女性に押されて結婚する人もいます。ADHDとして同様の気質を持っている二人であった場合、同じ方向を向いて一緒に走っている時は気持ちも高揚しますし、素晴らしい結果につながることもあります。ただし、違う方向に走り出した時は、たちまち空中分解してしまいます。

ASDの女性は、相手が自分に対し無関心な人に対して気持ちを向けることはありません。自分に親切であったり優しくしてくれたりする人、興味を持ってくれる人を好きになります。しかし、相手の恋愛感情を推しはかれず自分の世界だけで「恋人関係」を演じてしまい、気がつくと一人ぼっちになっていたということもあります。

また、押しの強い男性に恋愛感情を抱くと相手に依存してしまうことがあります。相手の言いなりになり利用されてしまい、振り回されてしまうことがあります。

価値観、コミュニケーション……「違い」を許容できない

ASDの男女が同様の特性を持っていた場合、結婚していても、

違う方向を向いていることもあります。会話はメールで必要なことだけ、共働きで家計も家事も分担して過ごしていく。こうすれば子どもが生まれる前までは問題なく過ごせるかもしれません。

結婚前、お互いが相手だけを見て後ろにある日常を考えなくても過ごせていた時は、大きな問題は起きません。しかし、結婚後は二人だけの関係に実家の問題や日常生活が覆いかぶさってきます。自分にとって価値のあるものが相手にとっても価値がないとは思わない。

例えば、お金を使う場合は重要性や価値観が異なりますから、相手の使い方を無駄遣いと考えてしまうことも起こってきます。男性にとって趣味に費やす費用は惜しみたくありません。コレクションにお金をかけても安いと思ってしまいます。一方で食事や服装に使う費用は、どうでもよいと思います。

こだわりのあるＡＳＤの女性も趣味や服装などにかけるお金が一般の女性と違っているケースが非常に多いのです。

結婚すると、男女同じように家事を行うと決めていても、男性の側は、家事は女性がするものと考えている場合が多く、女性に対して「してやった」「させられた」という思いを抱きがちです。

また、夫が帰宅した時に行われる家庭内の「今日の出来事」についても、ＡＳＤの女性は話にまとまりがなく、部分にこだわってしまうため疲れて帰った夫をイラつかせることになります。

ＡＤＨＤの女性の場合には、話は最後まで聞くとわかるのですが、なかなか本題が出てこないため、同様に「何が言いたいんだ、疲れているのに」と夫をイラつかせることになります。短気な夫であれば怒鳴り、時にはＤＶを受けてしまうこともあるでしょう。

子どもが生まれると、子育ては女性が行うと考えがちです。女性は子どもの気持ちを考えることができて適切に育てることができると考えられがちです。しかし、赤ちゃんはコミュニケーションが未熟で自分の思いを伝えることができません。

感覚過敏もあり睡眠障害もある場合には特に、子育てがストレスにもなります。マニュアル通りにはいかないので、状況で察しなければいけないことになりますが、ＡＳＤの人には苦手です。時には虐待やネグレクトと思われてしまうこともあります。

COLUMN
②

縁談・結婚……、余計なお世話!?

「世間並み」を押しつけない、というサポートもある

女性が適齢期になると、本人はまったく気にしていないのに、家族が「世間体もあるし、そろそろ結婚も考えたら……」とか「彼氏はいないの?」などと、本人よりも周囲の目を気にして、恋愛や結婚について話すこともあるでしょう。

しかし、本人にとっては家族や周囲の何気ない言葉をプレッシャーと受けとめて、必要以上に悩んでしまう場合もあります。

発達障害の人にとって、人との付き合いなど苦手なことを克服することは、普通の人が考えるよりはるかに難しいものです。普通の人ができることができなければ、さらに大きな劣等感を持ってしまうこともあります。

特性のある女性に対しては、「世間並み」を押しつけるよりも、本人が興味を持っていることを認めて伸ばしてあげることが大きなサポートになります。

恋愛で失敗しないようにルールをつくる

ADHDの女性は、多動性や衝動性が恋愛にも影響しやすい場合があります。好きになったら、後先を考えずに性交渉したり、お金を貸して大きなトラブルになってしまうこともあります。

そこで、恋愛や結婚で問題になりそうな事項については、

- 性的な関係
- 結婚や離婚
- 契約
- 借金

など決断を迫られた時は、家族や自分を理解してくれる友人などに相談するようにルール化しておきましょう。

また、人との交流が苦手なアスペルガー症候群の人にとって、メールやSNSは相性のよいツールです。相手の表情や感情を読む必要がないので、安心して交流ができるためだといわれています。

しかし、こうしたツールで注意しなければいけないことがあります。深く考えずにメールを送ってしまったり、相手の言うままに画像を送ってトラブルになってしまう場合があります。メールやSNSは便利なツールですが、思わぬ失敗をしないためには、やはりサポート役が必要です。

第5章

就職・仕事の悩み

発達障害の女性は、特性のために何度も就活に失敗したり、仕事が長続きせず次々と転職してしまう場合があります。特性を理解して自分に向いている仕事を探すことはもちろん、職場の理解と協力も必要になります。

どんな仕事が向いているのかわからない

仕事を選ぶ場合は、何よりも本人とのマッチング（相性）が大事になります。会社の知名度や業種よりも「向き」「不向き」を考えて選びましょう。

自分の適性を知ることが就職への近道

誰でも得意なことや苦手なことはありますが、発達障害の人は、一般的に「得意」と「不得意」の差が非常に大きい場合があります。そのために就職を目指す場合は準備が必要になります。なぜならば、就職することがゴールではなく、就職した会社で長く働き続けることが、より大事なことだからです。拙速に選んでしまい自分に合わない仕事や職場で苦しむこともあります。

就職を考えた時、まずは自分の適性を知ることが必要です。そこで、支援者や支援機関にも協力してもらい、自分の「できること」と「苦手なこと」を書き出して整理してみましょう。もちろん、特性があっても「適職」は、人によって違います。この仕事が合う、という正解はありませんが、向いている仕事の傾向はあるようです。⇒P136参照

向いている仕事と難しい仕事

アスペルガー症候群の場合

できる人が多い

- 作業を規則正しくできる
- 単純な反復作業をいとわない
- 難しい漢字や文章を読む・書く
- パソコンの操作
- 専門知識を覚える
- 細かな部品などの管理・整理
- 常識にとらわれない発想

向いている仕事（例）

- IT系
- 工場（製品管理部門）
- デスクワーク（業務管理部門）
- 清掃業
- 調理関係
- 研究職
- 芸術系

苦手な人が多い

- スムーズな会話
- 良好な人間関係を築く
- 急な予定変更に対応する
- 話のウラやウソを見抜く
- お世辞やジョークをいう
- ストレスをがまんする
- 周囲の空気を読む

難しい仕事（例）

- 営業職
- 窓口業務
- 接客業

＊記述した職業は一般的な例であり、特性は人によって千差万別なのであてはまらない場合もあります。

ADHDの場合

できる人が多い

- 行動力がある
- 興味のあることに対して情熱と集中力を発揮する
- 固定観念にとらわれない発想力や感性がある

向いている仕事（例）

- IT系
- 営業職
- 販売職
- デザイナーなどのクリエーター
- 研究職

苦手な人が多い

- 単調な作業の繰り返し
- 集中力を持続させること
- 時間やルールを厳守すること
- 一度に多くのことに注意を向けること
- ミスが許されないこと

難しい仕事（例）

- 自動車修理
- 工場（製品管理部門）
- デスクワーク（業務管理部門）
- 校正者
- 清掃業

＊記述した職業は一般的な例であり、特性は人によって千差万別なのであてはまらない場合もあります。

就職できない、仕事が長続きしない

発達障害の女性の中には、働く気はあるのになかなか就職できなかったり、仕事が長続きしないという例も少なくありません。

なぜか、就職試験に落ちてしまう

発達障害の女性の中には、優秀な大学を卒業し、働く意欲が高いにもかかわらずに、就職できないという例も少なくありません。また、筆記試験は通るのに面接で落とされてしまったという例も多いようです。

面接試験というのは、人柄も含めて自分のことをプレゼンテーション（説明）する能力が試されます。面接では、用意してきたこととは違うことを質問されたり、グループ討論などで臨機応変な答えを要求されることもあります。しかし、発達障害のある人は、コミュニケーション障害の特性からその場の状況や相手の言動に合わせることが困難な場合もあります。何度も試験に落ちて、強い劣等感を持ってしまい、引きこもってしまう人もいます。

自分の特性を理解していても、一人で仕事を探すことは、容易なことではありません。まだまだ、特性を理解している会社が多いとは言えませんし、環境が整っていない会社もあります。就職を考えたら就労支援機関などのサポートを受けることも考慮しましょう。

参照 P136

仕事が長続きしない、すぐに辞めてしまう

また、せっかく就職できても、すぐに仕事を辞めてしまったり、次々に仕事を変える人もいます。発達障害の人が仕事を辞めてしまう理由は、大きく2つに分類できます。

1つは、自分の特性と仕事の内容が合わなかったケースです。コミュニケーションや状況に合わせた対応が苦手なアスペルガー症候群の人にとって、そのような能力が要求される仕事で成果を上げることは難しく挫折してしまいがちです。同じように、不注意の特性を持つADHDの人が注意力や集中力を要求されても本人の努力だけでは克服することはできませ

ん。

もう1つは、職場の人間関係が原因となるケースです。特性のために同僚とのトラブルがあったり、上司との関係が悪化してしまい、職場に行くことさえ耐えられなくなってしまうという人もいます。⬇P112参照

その他にも上司が変わった、机の配置が変わったなどといった職場環境の変化についていけずに退職してしまう人もいます。

「仕事が長続きしない」代表的な理由

■仕事が特性に合わない

- 努力しても成果が上がらない
- 何度注意されても同じミスが続く
- 一定の期間が過ぎても仕事のスキルが上達しない

■人間関係のトラブル

- 職場内の人間関係が築けない
- いじめ、仲間はずれなど

■職場の理解不足

- 上司からいつも叱られる
- 自分のペースで働くことができない
- 他の人と同じような働き方を求められる
- 職場の環境になじめない

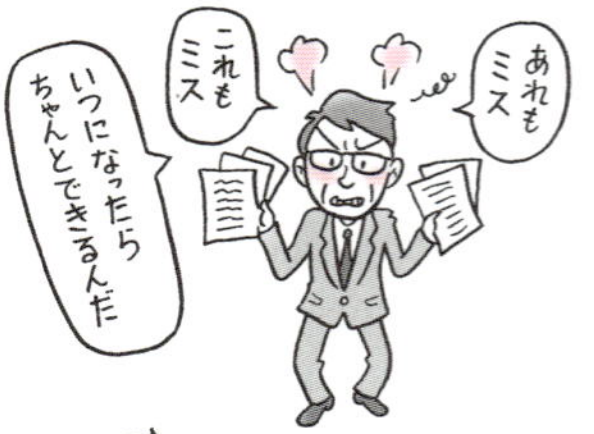
あれもミス
これもミス
いつになったらちゃんとできるんだ

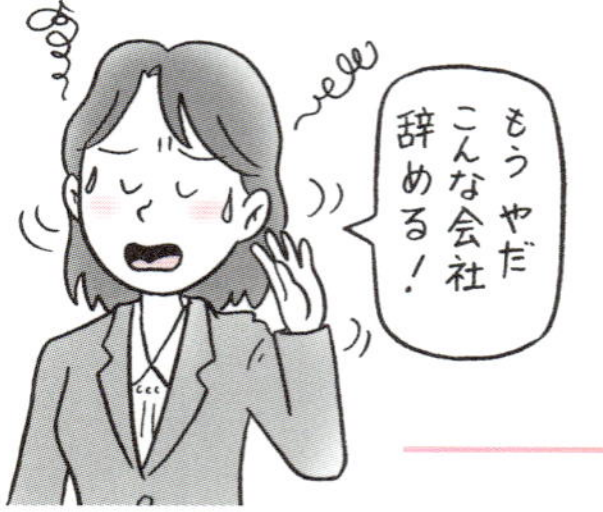
もうやだこんな会社辞める！

職場で必要なビジネスマナーを覚えよう

ビジネスマナーとは、社会人として必要なルールのことです。職場の人間関係のトラブルを防ぐ基本的なマナーを身につけましょう。

ビジネスマナーは反復練習して覚える

「おはようございます」「お疲れさまです」といった日常のあいさつの言葉は、絶対に覚えたい基本中の基本になるビジネスマナーです。

女性の場合、特に言葉遣いに注意が必要になります。職場では、上司、同僚、お客様と相手によって言葉遣いを分けて使う必要があります。しかし、アスペルガー症候群の人は特性から、その場に合わせて上手に言葉の使い分けができない場合があります。

そこで、人によっては無理に使い分けや敬語を覚えるより、朝の11時までは「おはようございます」、11時を過ぎたら「こんにちは」というように声に出してあいさつすることをルールとして覚える方が身につく場合があります。何度も繰り返し練習をしましょう。一度身についたビジネスマナーは、職場でおおいに役に立つはずです。

社会人は、見た目で判断される

他人からどう見られているのかを想像することが苦手なアスペルガー症候群の人の場合、男性だけでなく女性でも自分の服装やヘアスタイルをまったく気にしない、という人も少なくありません。

しかし、何よりも職場では見た目が重要なことも事実です。営業などの業種ではスーツが基本ですが、会社や業種によってはラフな服装が許される職場もあります。女性の場合、ラフな服装が許される職場であっても露出の多い服装などは避けた方がいいでしょう。同僚などに具体的な服装のイメージを聞いておくとよいでしょう。

また、毎日同じ服を着て出社したのでは、だらしない人や不潔な人と思われて周囲から敬遠されてしまいます。職場には毎日清潔な服装で行くことが基本的なビジネスマナーです。

職場で必要なビジネスマナー

職場の「報・連・相」

- 仕事が終わった時やミスした時は、上司に報告する
- 仕事の変更、トラブルなどは上司に連絡する
- 問題点や疑問は上司に相談する

＊会話より文字の方が伝えやすい人はメールなどを使ってできるように許可をもらう

指示を受ける時

- 相手の目を見て話を聞く
- 指示内容が理解できなかったらもう一度聞く
- 会話が理解しにくい場合は、メモやメールをもらう
- 教えてもらったらお礼を言う

遅刻・欠勤の連絡

- 遅刻する時は、すぐに上司に連絡する。上司がいない時は、他の社員に連絡する。会社を休む（欠勤）時も同じ
- 上司に連絡する時は、「申し訳ありませんが…」とおわびしてから、遅刻（欠勤）の理由や、出勤の予定時間を連絡する
- 電話が苦手な人は、メールで報告する
- 遅刻や欠勤の連絡は、家族に頼まないで自分でする

あいさつ

- 朝の出勤時は、「おはようございます」とあいさつする
- 退社時は、「お先に失礼します」と声をかけて帰る。他の人が帰る時は「お疲れさまでした」とあいさつする
- 勤務中、社内の人とすれ違うときは会釈する。社外の人には「こんにちは」とあいさつする

注意された時

- よそ見せず、相手の正面に体を向けて頭を少し下げて聞く
- 注意を受けた時は口角を上げない（笑っているように見える）
- 相手の話の途中で口をはさまない
- 「申し訳ありませんでした」と謝罪の言葉を言う
- 言い訳やふてくされた態度を取らない

髪型、服装、持ち物

- 髪は毎朝とかす
- 派手な服や露出の多い服は控える
- 出勤前に鏡の前でグルッと一回りして身だしなみをチェックする
- 出勤前にハンカチ、ティッシュなどを確認する

就職に困ったら、就労支援機関に相談しよう

就労支援機関では、ジョブマッチングも含め障害がある人に対してさまざまな支援を行っています。積極的に利用して情報を集めましょう。

就労支援機関で受けられる支援とは

障害者雇用に関する『障害者雇用促進法』が2016（平成28）年4月に改正され、発達障害の人でもこれまで以上に就労しやすくなりました。とはいえ、個人だけで就職先を探すことはなかなか大変です。そこで、特性を持っている人や保護者が相談できる公的な就労支援機関を積極的に利用しましょう。

例えば、発達障害者支援センターでは、発達障害の人（またはその保護者）の相談を聞き

ながら、どんな仕事が向いているか、問題点は何かといったような具体的なアドバイスをしてくれます。

さらに、ハローワークなど他の就労支援機関などと連携して本人の適正に合った仕事を紹介します。

発達障害者を対象とした民間の就労支援企業も

最近は、民間の就労支援企業も増えています。

民間の就労支援企業の中には、発達障害に特化した企業もあり、それぞれの特性に沿った就労支援を行っています。

就労支援企業では、「デイケア」などと呼ばれる就労に備えたトレーニングやカウンセリングを行っています。

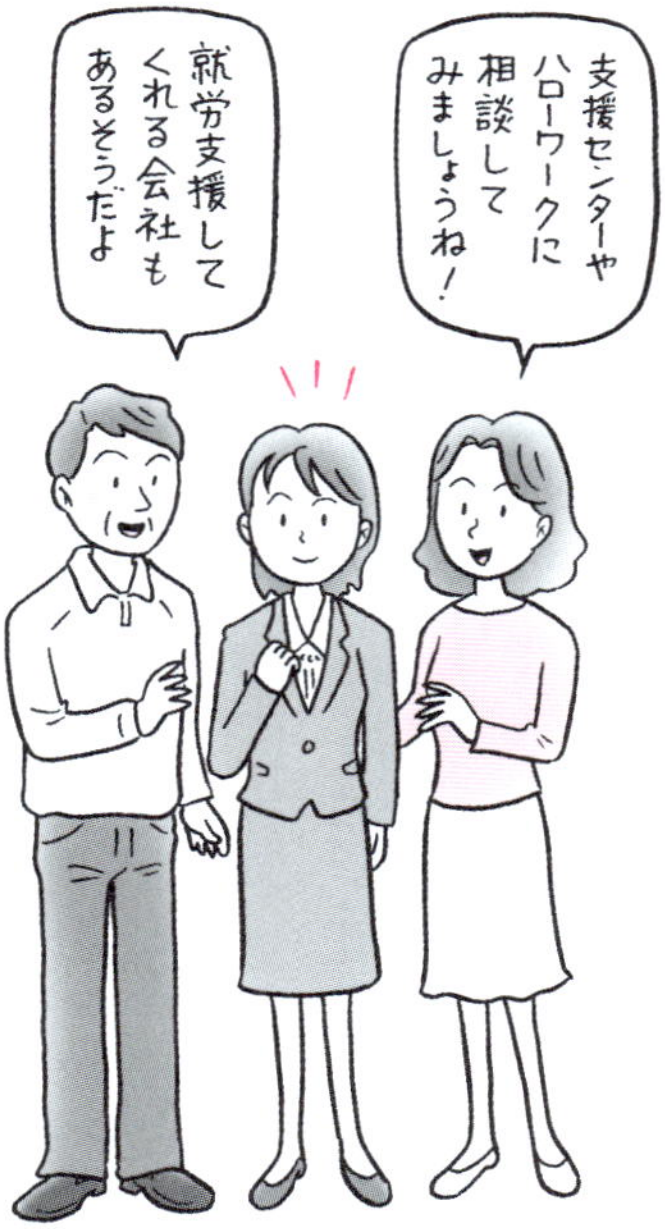
支援センターやハローワークに相談してみましょうね！
就労支援してくれる会社もあるそうだよ

支援の内容は、企業や特性によってまちまちですが、専門のスタッフによる就労実習、面接実習、履歴書添削など就労に備えた実践的なプログラムで就労まで支援してもらえます。学生はもちろん社会人の再就職にも対応しています。中には就労後も引き続きさまざまな支援を行う会社もあるので、一度問い合わせてみるといいでしょう。

発達障害の人が利用できる主な就労支援機関

地域の発達障害者支援センター

発達障害者の生活全般を支援する機関。就労専門ではないがハローワークなどの他の就労支援機関と共同で就労を支援

- 発達障害者全般の相談に対応
- 発達障害者の就労相談に対応

障害者職業センター

知的障害や精神障害、発達障害のある人の就労支援機関。職業能力評価や作業訓練、対人訓練とともに人材募集中の企業の紹介など、障害者と企業の双方を支援する

- 就労相談に対応
- ジョブ・コーチの派遣

地域若者サポートステーション

不登校、引きこもりなどを含めた無業状態の若者を対象とした就労を支援

- 若者の就労相談に対応
- 引きこもりなどの相談

ハローワーク

一般者の就労支援だが、障害者に対しては「専門援助」で相談を受ける

- 障害者の相談にも対応

民間の就労支援企業

発達障害に特化した就労トレーニングや支援を行っている

- 高校生・専門学校・大学生・社会人に対応

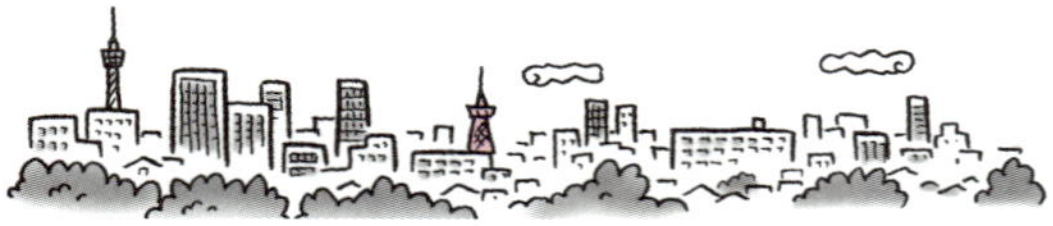

就職には、「一般枠」と「障害者枠」がある

特性のある女性が就職を考えた時、「一般枠」と「障害者枠」のどちらを選択するかということも重要になります。しっかり考えて選びましょう。

「一般枠」にもメリットとデメリットはある

特性のある人が就職を考えた時に大事なことは、「一般枠」と「障害者枠」のどちらで就職を目指すかということです。どちらを選ぶかによって、働ける業種や会社は大きく違ってきます。

「一般枠」とは、文字通り一般の就職希望者と同じように入社試験を受けて入社します。特性は考慮されませんが、会社や職種の選択の幅は大きく広がります。もちろん、入社後は一

般社員と同じように努力次第で出世することも大きな仕事を任されることも可能です。

しかし、特性のある人にとっては、デメリットもあります。会社から特性を配慮してもらうことはなく、転勤や部署の配置換えなど一般社員と同じように扱われます。

保護者の中には、成績はいいのだから、どうしても一般枠で入社させたいという考えの方もいるでしょう。しかし、就職は人生の大きな問題です。特性を見極め、本人や支援機関と話し合って決めてください。

職場に特性を理解してもらい働ける「障害者枠」

「障害者枠」とは、特性を事前に就職先に伝えて入社することです。「障害者枠」を使って就職を目指す場合には、障害者手帳の取得が前提条件になります。ほとんどの発達障害の人には、「精神障害者保健福祉手帳」が発行してもらえるので、近くの役所に確認してください。

現在、「障害者枠」の就職に関しては、大企業やその系列会社が積極的に行っています。正社員ではなく契約社員として入社することが多いのですが、一方的に契約を解除されることはほとんどなく、本人の努力によっては正社員に登用されるケースもあります。「障害者枠」のメリットは、何といっても本人の特性を考慮してもらえることです。また、残業や配置転換などもほとんどありません。

しかし、デメリットもあります。まず、簡単な軽作業や事務の補助といったように職種が限られて、給料面もほとんど昇給しません。ただ、最近では障害者枠でも専門職の募集があるなど職種は広がっています。会社を選ぶ時は、「障害者枠」についても確認して、職場の環境を見学に行ってみてもいいでしょう。⇓P142参照

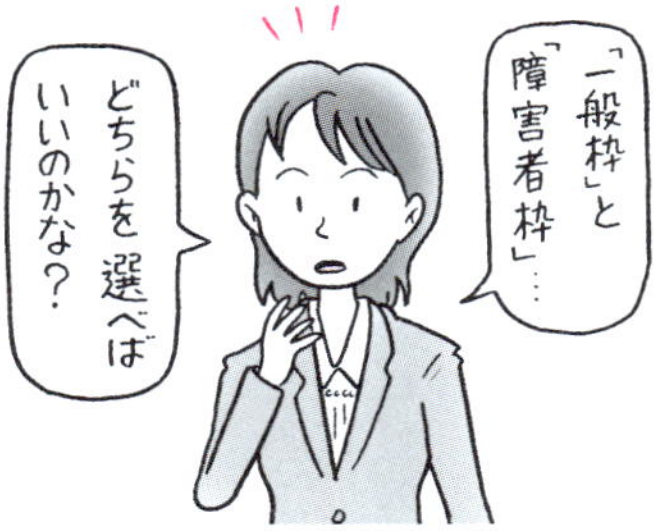
「一般枠」と「障害者枠」…
どちらを選べばいいのかな？

障害者枠	一般枠
〈メリット〉 ●特性への配慮を受けられる ●配置転換、残業がない	〈メリット〉 ●会社、職種選択の幅がある ●昇進、昇給がある
〈デメリット〉 ●会社、職種選択が限られる ●昇給がほとんどない	〈デメリット〉 ●特性への配慮がない ●入社試験がある ●配置転換、残業がある

障害者手帳を持っていても「一般枠」での就職は可能

障害者手帳を持っていると、「一般枠」での就職ができないということはありません。「一般枠」で就職して仕事を続けることができない場合は、「障害者枠」に切り替えることもできます。本人がどちらを選ぶか悩んでいるのなら、まずは「一般枠」を目指してみて、無理なようだったら「障害者枠」にするという具合に、臨機応変に考えてみてもいいでしょう。

入社前に職場を確認しておこう

就職する前に会社訪問して職場の雰囲気や環境を確認しておくことは、入社後のトラブルを回避することにつながります。

職場を体験してトラブルを減らす

会社の情報は、パンフレットやインターネットで読むことはできます。とはいえ、そうした情報だけでは、会社の実際の雰囲気を理解することはできません。

特に想像することが苦手なアスペルガー症候群の人の場合は、希望する会社へ職場訪問してみることをお勧めします。自分の目で職場の環境や仕事の流れを確認して、そこで働いている先輩社員の話を聞くことで、入社後のトラブルなど仕事への不安は減っていくはずです。

職場でできる支援例

職場環境

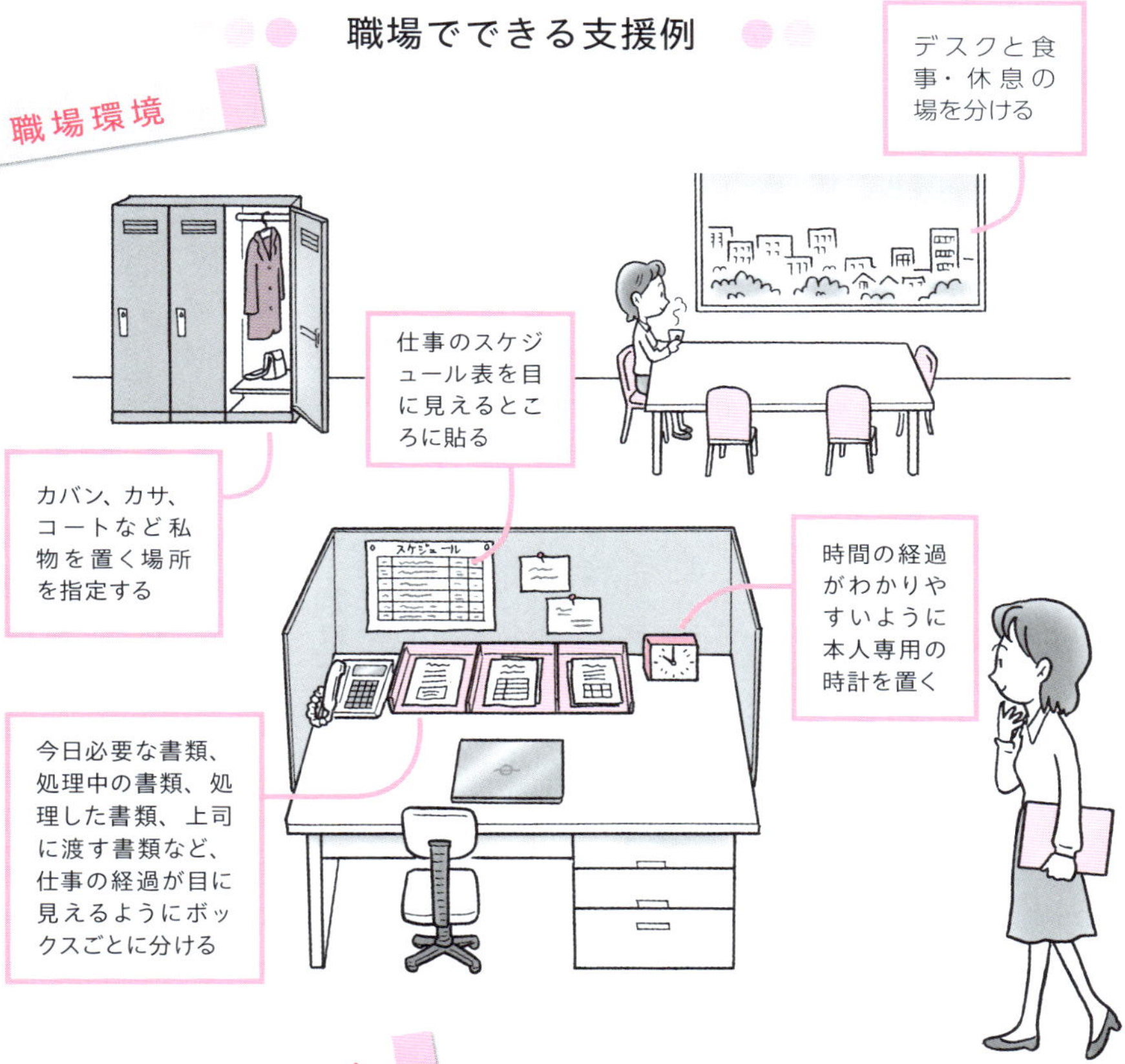

デスクと食事・休息の場を分ける
仕事のスケジュール表を目に見えるところに貼る
カバン、カサ、コートなど私物を置く場所を指定する
スケジュール
時間の経過がわかりやすいように本人専用の時計を置く
今日必要な書類、処理中の書類、処理した書類、上司に渡す書類など、仕事の経過が目に見えるようにボックスごとに分ける

声かけ（コミュニケーション）

- 始業前に仕事の確認をする
- 指示は短く、具体的に出す
- 一度に複数の指示を出さない
- 大きな声で注意しない
- 注意する時は具体的にする
- 口頭で理解できない場合は、メモやメールを使う
- 予定の変更は早めに伝える

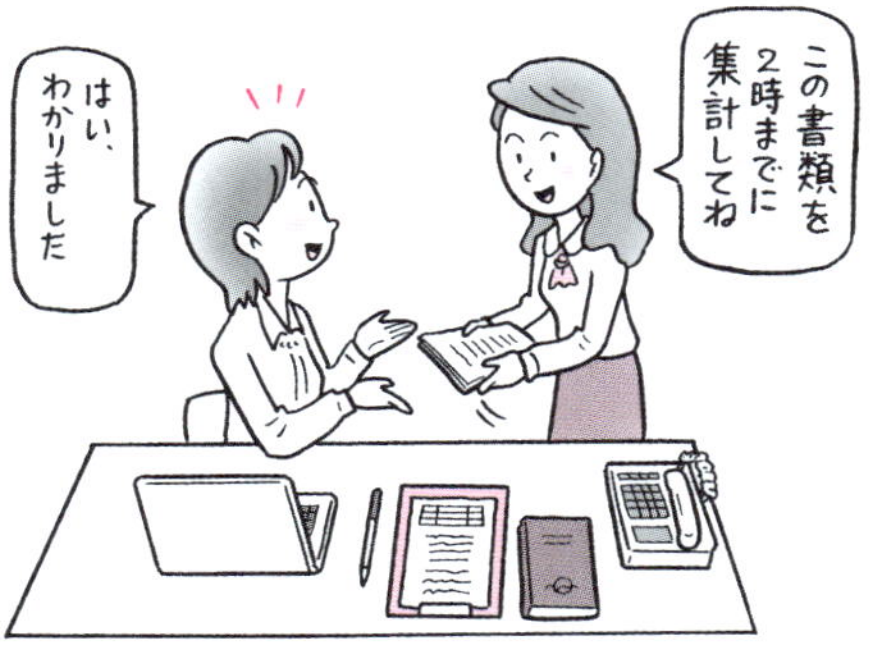
この書類を2時までに集計してね
はい、わかりました

解説

職場で必要な支援とは

宮尾益知

一緒に作業して、「見て」「感じて」わからないことは繰り返し教える

仕事場で大切なことは、まず、あいさつをすること、決められた規則を守ること、報告・連絡・相談を適切に行うことです。誰でも簡単にできるようなことが発達障害の人にとっては難しい場合があります。

ＡＳＤの人が入社して仕事内容を覚えてもらうためには、担当者と本人の二人で作業をして一緒に見ながら考えること、感じることを同じにして二人で一緒にやることを繰り返していきます。実務を通して、体験することにより必ずできるようになります。

一緒に作業をする時には、工程表などで図示し、言葉で説明をしてから、工程の順序がなぜそうなっているか説明します。実務を進めて30分ぐらいで振り返り、もう一度確認して行えば身についていきます。翌日は、新しい作業の前に復習し、できていることをほめ、新しい工程に進んでいきます。

このようにマニュアルを渡すだけでなく、一緒に体験しながら教えていくことが大切です。

休息や昼食、アフター5……細かな支援がより大事

仕事を教えるだけではなく、どのように息を抜くか、休むかも話しておきます。1〜2時間ごとのトイレタイム、昼食をどこで食べるかも説明します。皆と一緒に話をしながら食事をすることは大変な「苦痛」になる場合もあります。皆と一緒にいても端っこにいて話を聞きながら食べる方法や違う種類の食べ物を注文してもよい、ということも教える必要があります。

また、食後の休憩は一人で居眠り、本を読む、手紙を書くなどでもよいといったことも教えてあげ

る必要があります。アフター5は付き合わなくてもよいこと、あるいは聞き役に回ること、男性の場合は時々自分自身の話をしてもよいことを教えてあげましょう。女性同士の付き合いは、しない方向にするか、聞き役に回るか、この程度にしておくことが無難です。女性の場合は、宴会などでもいろいろな役割を任されることがあります。複数のメンバーでお互いにサポートし合い、先輩にさまざまな社内イベントの予行演習をしてもらうなど、自分の味方を作っておくことが大事なことです。しかし、昨今は会社の人と仕事以外で付き合うことが嫌いな人が男女ともに増えているのが実情です。

「マインドマップ」に自分の気持ちを書き出す

仕事上のスケジュール管理は、スマホなどのスケジュール管理アプリを使って、リマインダーを設定し、同僚などと共通の予定として持つようにしましょう。仕事上のことはスマホのアプリにメモする習慣を身につけましょう。

また、仕事上の連絡にはLINEもいいかもしれません。発達障害の女性の場合、言ってよいこと、言ってはいけないことがわかりにくく、気をつけなければなりません。ADHDの人は衝動的に書き込んで、後で後悔しないように、自分の考えはまずノートにメモし、もう一度読んでからLINEに書き込むようにしましょう。

考え方を整理するためには、「マインドマップ」で書き出すことを勧めます。マインドマップは、中央にテーマを書いて、木の枝のように放射状に単語を書いていくノート術です。まず思ったことを付せんに書いて並べ、マインドマップに貼り付けていきます。

細かいことは考えなくていいので、紙とボールペンを持ってきて、紙の真ん中に「私の頭の中」とでも書いて、ひたすら思いつくままにその周りに枝を伸ばして頭に浮かんだ単語を書いていきます。関連性のあることは囲み、重要性で色分けすれば完璧です。このように自分のわかりやすいようにするにはどうすればよいのかは、今はたくさんの方法があります。

同僚、上役の人は、自分の考え方を押しつけるのではなく、本人と一緒に考えていくような考え方を持つようにしましょう。皆違った考え方をして、新しい方法を見つけていくこと。これが創造性ですし、誰もが同じように働くことができる職場を作ることが新たなリーダーシップにもつながります。

COLUMN
3

お礼とおわびができれば問題ない!?

職場の基本は毎日のあいさつ

日本の社会は、その場に合わせたお礼やおわびが言えない人は、人間関係がギクシャクして孤立してしまう社会だといっても言い過ぎではないでしょう。逆に言えば、お礼とおわびができれば、何とかなる社会でもあります。もちろん、それは職場でも同じです。

仕事のミスを同僚や上司がカバーして手伝ってやっても「すみません」とも「ありがとう」ともお礼のひと言も言わず、何ごともなかったかのように平然と自分の作業に没頭している…、というのでは、職場内でも孤立してしまうでしょう。

そこで、子どもの時から細かなマナーやルールを教えるよりも、お礼やおわびを言うタイミングをルールとして教えておくだけでも人間関係がスムーズになるはずです。

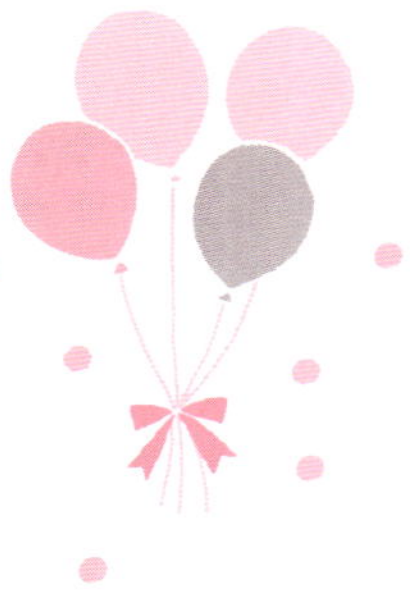

その「ひと言」が言えなくて孤立してしまう

「あいさつ」「お礼」「謝罪」「社交辞令」など社会人になれば、当たり前のように誰でも言えるひと言が言えない人も多いようです。

逆に相手が言った「社交辞令」を理解できずに不信感や不快感を持たれてしまう場合もあります。その「ひと言」が言えずに職場の人間関係や友人関係をうまく築けない人が少なくありません。

また、特性から上下関係や立場の違いにも鈍感な場合もあります。道で顧客と出会っても無視してしまい、後で上司から叱られても何が悪かったのかわからない場合もあります。

とはいえ、叱られてしまったら「なぜだろう?」と思う前に、ひと言おわびを言うだけで、社会は受け入れてくれる場合が多いものです。そのように考えると、少し楽になりませんか?

第6章

Dr.宮尾の診察カルテ
診察室で診た発達障害の女性たち

私の診察室には、発達障害によるさまざまな悩みや問題を抱えた女性がやってきます。診察カルテには、女性ならではの悩みや問題に対し解決に役立つヒントがあります。

どんぐり発達クリニック院長 宮尾益知

診察カルテ1

【ADHD】

子育てにも仕事にも自信が持てなかった看護師さん

仕事と子育てで悩むお母さん

中学生の男の子のADHDで受診にきた42歳のある母親のケースです。子どもに対しては、やさしくできないこともきつく怒ることもあまりありませんでした。男の子は、治療後には、学校での成績もある程度よくなりましたし、忘れ物も減りました。

母親は男の子に対して強い拒否感などはなく、やさしい気持ちで接している様子は、女の子の母親の攻撃的な対応とは明らかに違います。

この母親はADHDの特性を持っていましたが、看護師さんでした。看護師さんの大変なところは、失敗が許されないこと、緊急に起こったことにすぐ対応しなければいけないこと、病棟のさまざまな職業の患者さん、看護師同士、医師との連携などがあります。専門職ですからハードルも高くなります。忘れないために、間違えないために、すぐに記録しなければいけないために手の甲にメモを書いているところをよく見かけます。すぐに書く、すぐに見ることができるからでしょうか。大変な職業で、ADHDの人にはとても難しい職業と言えます。

薬物治療で、仕事にも自信が生まれた

そんな中、法律が変わり中枢神経刺激薬が成人にも使えるようになった時、母親の薬物治療も始めることにしました。薬を使い出してから、

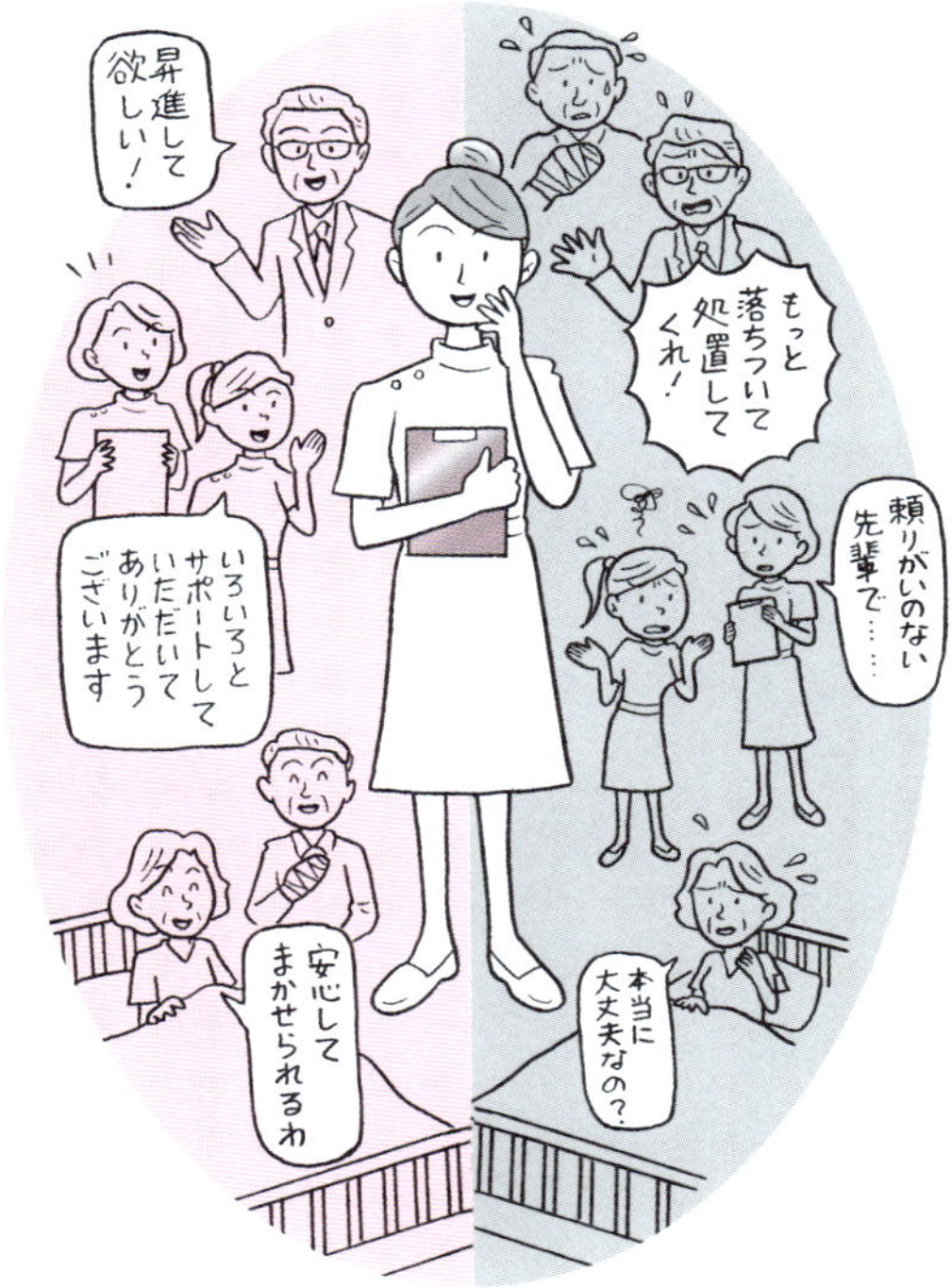
昇進して欲しい！
もっと落ちついて処置してくれ！
頼りがいのない先輩で……
いろいろとサポートしていただいてありがとうございます
本当に大丈夫なの？
安心してまかせられるわ

仕事が楽になったということが彼女の最初の感想でした。どのように楽になったのかというと、仕事が別々であるものとして行うのではなく、全体的に理解できるようになり、どのような順番で行えばよいのか、なぜその順番なのか理解できるようになったそうです。こうして彼女の仕事は一つひとつパターンで考えることから流れとして考えることができるようになりました。

さらに、薬の効果がなくなる頃にどのように対処すればよいのかも考えることができるようになりました。つまり、「ＡＤＨＤの自分」に「ＡＤＨＤでない時の自分」がアドバイスをするといったイメージでしょうか。こうしてスムーズに仕事ができるようになり、昇進を受け入れることにしました。仕事に余裕ができ、部下のサポートもできるようになりました。

近頃は、診察に来た時に、以前の仕事上の失敗や気づきだけではなく人間関係の話も出てくるようになりました。きっと余裕も出てきたのでしょう。人の気持ちや立場を推測する余裕が出てきたのかもしれません。

この母親と同じような特性を持っている看護師の方は、全国にたくさんいらっしゃると思います。患者さんや病院のために適切に服薬して改善してくれる人が増えるとよいですね。

診察カルテ2

【ASD】

自分の好きなことを見つけて、生きることの大切さを感じる

優秀な娘さんは、仕事も辞めて引きこもりに

知り合いの先生から、自分の娘が会社も辞めた後、引きこもり状態なので診てほしいと相談を受けました。その娘さんはASDの特性のこだわりが強く、食べ物の好き嫌いがあり、子どもの声も嫌いな女性でした。知り合いの先生は夜も寝付けずいろいろなことを思い出してはつらかったそうです。

診察すると、彼女は典型的なASD（アスペルガー症候群）の特性が見られました。大学は、理数系でしたが女子の多い学部に行きました。友人ができにくく、グループワークはあまり得意でなかったそうですが成績は優秀でした。しかし、友人から障害のことを理解されていないことと、相談できないことがつらかったそうです。

卒論を書く時のテーマの探し方は指示されたのですが、教授の意図があまりよくわからずとても苦労したそうです。その頃、同時に就活も始めました。

なんとか卒論が認められ、就活が始まりましたが、面接があまりうまくいかず悩んでしまいました。とはいえ、彼女は成績が優秀であったために、ある会社に合格したのです。しかし、すぐに問題行動を起こしてしまいました。

新人研修で上司が話をしている時に、そちら

を向かず横を向いて聞いていました。すると上司から、「しっかり聞かないとだめだろう、なにをしているんだ」と怒られてしまいました。さらに、研修時に上司が入ってくると、突然あいさつをしてしまったり、いつ質問してもいいと言われると相手が仕事中に質問して怒られたことがありました。

結局、彼女は会社に行くことがつらくなり、引きこもりになってしまいました。彼女からそのような話を聞きながら、会社の人にどういう意図があったのかとか、どうすればよかったかを話し合いました。

彼女が一番気にしていてトラウマと考えるようになっていたことは、聞いている時に相手の

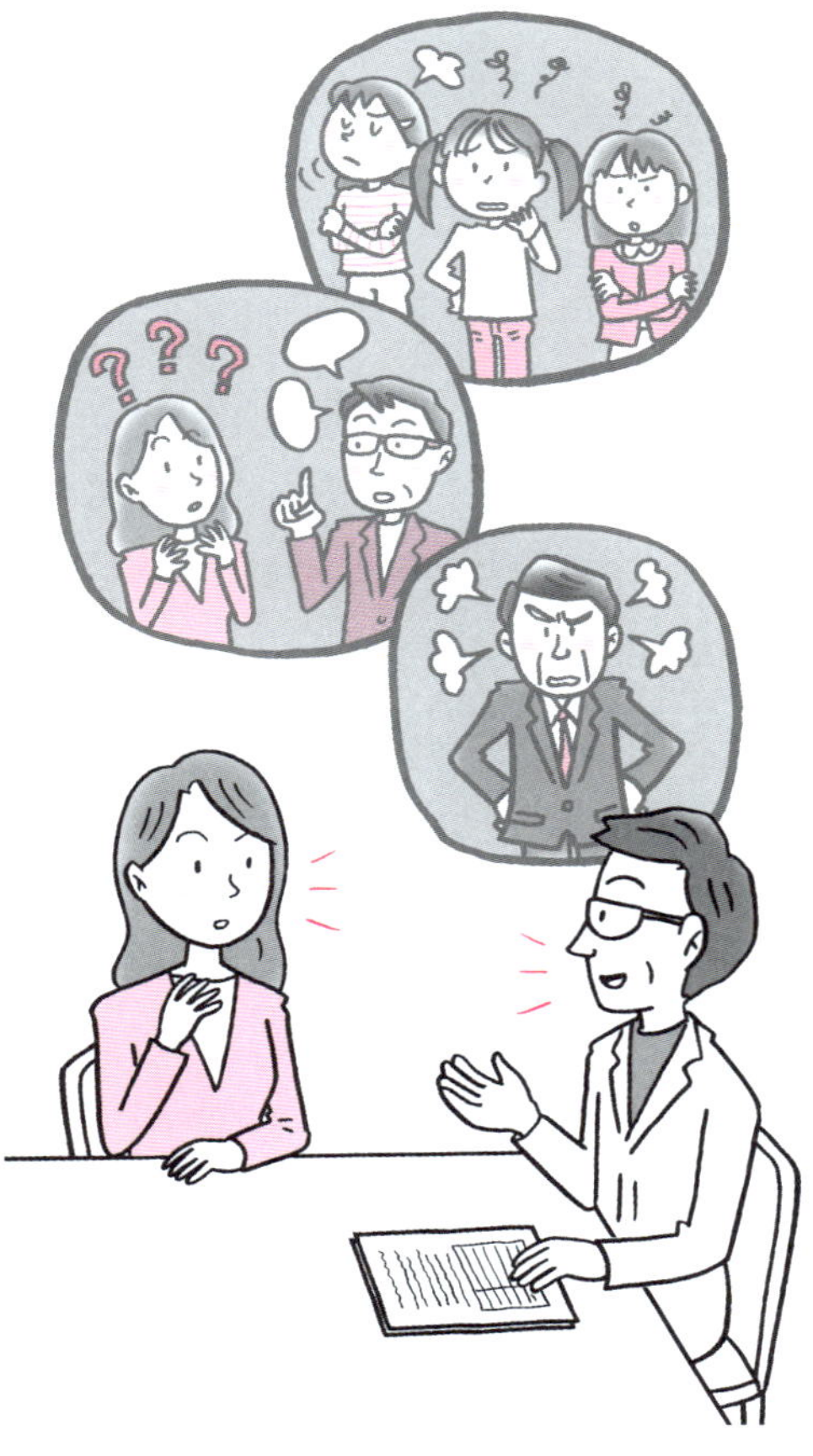

目を見ずに聞いていて怒られたことでした。「人の話を聞いている人は、その目を見れば聞いているということはわかりますよね。話している人にとって、相手が聞いているかどうかは、どうやってわかるかと言えば、話している人の目を見てうなずいてくれることで、話を聞いてくれたと思いますよね。話の切れ目にまばたきも一緒にしてくれれば、さらにわかってくれていると思います」と説明しました。

　その話を聞いて、彼女の顔つきはパッと明るくなりました。きっと腑に落ちたんでしょうね。一番つらかったトラウマはこうして解消されました。

好きなことを見つけて自信を取り戻す

　次はやる気を起こすことです。子ども時代からたくさんしていたこと、楽しかったこと、やめろと言われたこと、家族の職業などを聞きながら得意だと思うことを一緒に探していきました。

　祖父が芸術的な人で絵や彫刻などを作っていた人だということがわかりました。そこで、「なにか作ってみたらどうですか」という私の言葉に、彼女は手芸を習うことにしました。彼女の作品は、フリーマーケットから始めて、今では近所の店にも置いてもらえるようになりました。以前と比べて顔つきも明るくなり、元気になったのです。その後はクリニックには来ていません。どこかで小さな店でも始めることができていると良いと思います。

　やる気を出させるためには興味のあること、したいことを探すことが重要だと思います。子どもの頃に、できるだけ多くのことを経験することが重要だと思います。たくさんの博物館や外の世界に出かけて、いろいろな経験をすること。実際に体験をすることを増やしましょう。

診察カルテ３
【ADHD】

治療薬はプラス面とマイナス面を考えて服用する

服用して家族のことを考えられるようになる

この女性は、ある有名な大学の教授でした。著名な方でたくさんの論文も書かれていました。お子さんについての治療を行っていたのですが、途中からご自身の悩みが語られてきました。

この女性からの悩みは、子どもとの関係でした。職場では忘れ物をしたり、うっかりはよくあるが、秘書がサポートしてくれるので、特に問題なく勤務しているそうです。しかし、娘さんからは「自己中心的」と言われることが多いと言います。確かに自分のことを優先しているけれど、なぜそう言われるのかはわからないそうです。お子さんの体調がよくなったので彼女にも治療を始めました。

そこで、中枢神経刺激薬を投与してみました。一番最初の感想は、「家に帰った時に、子どもが第一と考えられるようになり、家事などもてきぱきと行えるようになりました」とのこと。また、驚いたことにある人の話を聞いた時に涙が出たそうです。今まで泣いたことがなかったのに、深く心を打つ思いがして、それからは涙が自然に出るようになったそうです。「今までなぜ涙が出なかったのかわからないけど……」とおっしゃっていました。きっと相手の身になることができるようになったんでしょう。

こうして家庭重視になった時から、彼女の研究はパタッと止まりました。学会でも発表ができなくなったそうです。相手の立場、相手の気持ちをまず第一に考えて行動する。このような

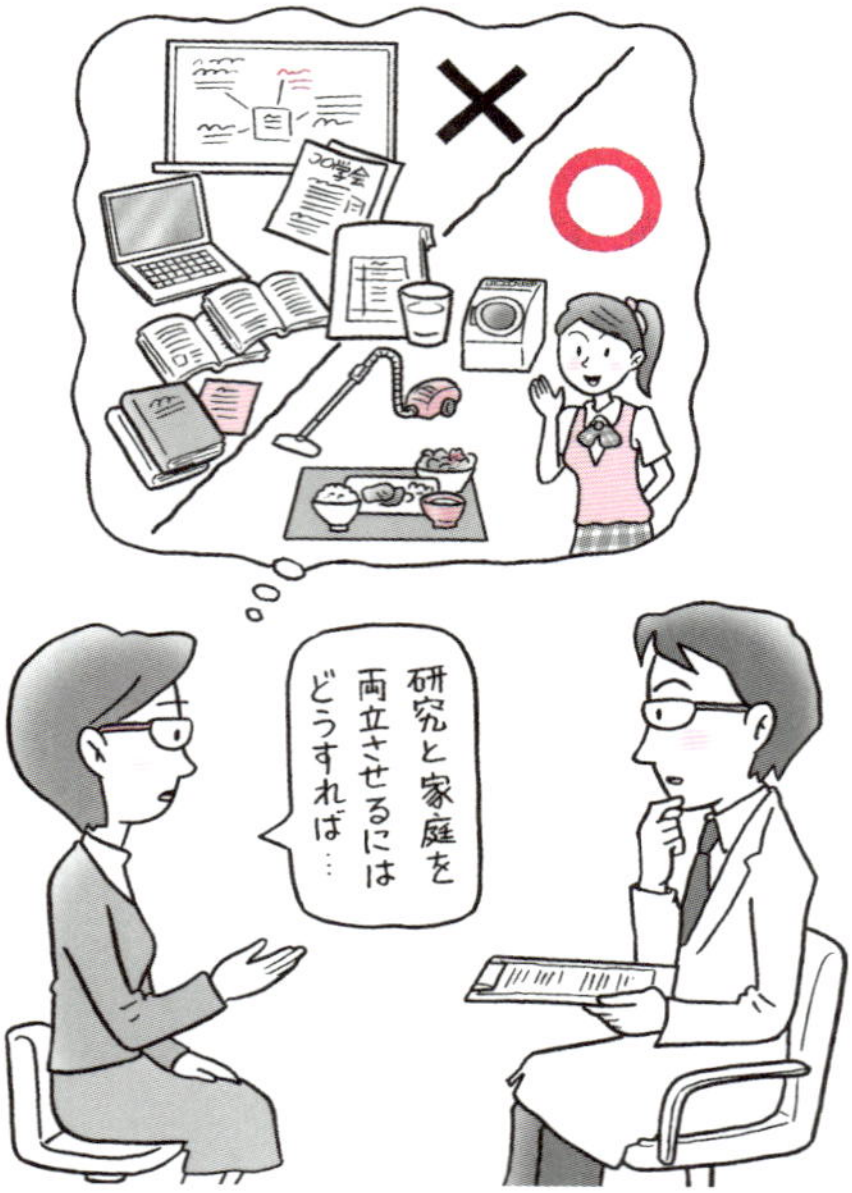

○○学会
研究と家庭を両立させるにはどうすれば…

行為は最も科学から遠い世界かもしれません。外の世界、科学の世界は、もしかしたら人の幸福は追い求めるにしても、具体的な人の立場や気持ちを思い浮かべて行動するのではなく、人類全体といった漠然としたものを思い浮かべて研究していくことが重要かもしれません。

薬ですべてが解決するわけではない

お子さんが独立するまで彼女は家庭にいる時に服薬を続けました。しかし、研究の現場で服用することはありませんでした。人は、好きなものや興味があることを研究する時には、過集中にもなります。創造性も生まれてきます。こうしたすばらしい才能は服薬では得られません。服薬にもマイナスがあることも考えながら治療を行っていくことが大切です。当たり前の治療を行うことより、思いがけない思いを持てる人を育てる治療や支援ができるようになるといいと思います。

診察カルテ4

【ASD】

投薬よりも入院だけで状態が良くなることもある

不登校を乗り越え好きな仕事に就職したが……

クリニックにやってきた彼女は、子どもの頃は食べ物の好き嫌いが激しく、一人でなりきり遊びをすることが多い女の子でした。小・中学校の時は、一人でいることが多く、その頃の愛読書は『ベルサイユのばら』でした。高校時代、友だちからのひどいいじめにあい不登校になってしまいました。

その後、彼女は犬のトリマーを目指し、専門学校に入り専門店に就職しました。動物が相手だったので、他のスタッフやお客さんと親しくなることはありませんでしたが、店長にもなり10年間務めました。

しかし、お客さんとのトラブルから辞めることになりました。彼女の実家が裕福であったので、そのまま実家に住むことにしました。趣味は『ベルサイユのばら』と宝塚、部屋には、オスカルの特大ポスターが貼ってあるそうです。洋服やアクセサリーにもこだわりが強く、同じブランドや同じデザインで統一しています。

実家の問題が何度も夢に出て悩む

彼女の悩みは、怖い夢を見ることだと言います。血だらけのデパートの床に人の頭がごろごろと転がっていて、そこから透明のエレベーターやバスに乗ってどこか遠いところに飛んでいってしまう。そこには天使がいて、何度も追い返されたそうです。とてもよいところのようで、「行きたかったのに……」と話していました。この夢の話を初めて聞いた時には、なにか深い意味があるような気がして「夢診断」の専門家に相談しました。専門家によると、血だらけのデパートの床がつらい現世で、逃げ出そうと思って透明のところに入る。しかし、逃げられると思っているのに、あの世では拒否され再び現世に戻ってしまう……、ということだそうです。そこで、私は彼女に「ASDの人にとっては当たり前の夢なんだね。この世はつらい、自分の中に引きこもって外を眺めながら、この世と離れることができると思ったけど、結局現実に戻って今も苦しい」という説明をしました。

また、彼女にはこだわりがあり、ブランド品しか買いません。それもデパートの外商専門でした。もちろんサイズもわかっているので、「グッチがあなたのために作ったのですから」という店員の言葉に、つい買ってしまいます。

家では母親との不仲、財産を巡って兄弟との争いなど心の中がだんだんと乱れていきました。パニックになり、どうしようもなくなると2週間ぐらい入院をします。そうしてゆっくり考えて落ち着いて行動できるようになり、家族同士の関係も落ち着きました。

ASDの人は、2週間ぐらい入院することさえできれば、向精神薬を多量に使う必要もなく、精神病のような状態になることはもっと減るのに、と私はいつも思っていました。

その後、彼女は金銭的な余裕がなくなったため、新しいブランド品を買うことはできなくなりました。しかし、ときどき手持ちの品をおしゃれに着て来院していました。趣味は、塗り絵と折り紙細工になりました。手先が器用な方なのでとても小さく精密にできていて見事なものです。今は成人のためのクリニックを紹介して、そこで診ていただいています。

小さい折り鶴を見るたびに夢の話と入院していた時の彼女の様子が思い出されます。

診察カルテ5

カサンドラ症候群

誰にもわかってもらえないと孤立する女性たちへ

カサンドラ症候群とは、アスペルガー症候群がある人の家族や身近な人が、コミュニケーションをうまく築けないために、妻の心身に起こるうつなどの二次障害です。

家庭生活や子育ての中で、うつになる女性たちが増えている

１９５０年代の話ですが、自閉症の子どもは、冷蔵庫のような冷たい母親から生まれると信じられていた時代がありました。

さて、２０１１年頃になり、私たちはアスペルガー症候群の人たちについて思春期以降の彼らのこころを語れる人たちから、こころの成り立ちを教えてもらう試みを始めました。そもそも発達障害の概念は、子どもの状態は子どもが本来持っているものであり、親の責任ではないというところから始まったのです。当然、親の責任ではないという考え方が周知されていきました。その際に、自らのこころを語る妻たちの中からは夫の話がまったく出てきません。妻たちはまるでシングルマザーのように、どこか寂しそうでようやく生活をしているかのようでした。

なぜ、妻たちにこんなに元気がないのかと思

うことがよくありました。この時の気づきがカサンドラ症候群の始まりにつながっています。

カサンドラ症候群に陥った妻の中には、うつの方もたくさんいました。そして、彼女たちは、「夫が自分のことをわかってくれていない」と語り、セクハラ、パワハラ、DVなどの話や、夫が子どもへの理解をしてくれないという不満まで持っていることがわかりました。

さて、女性のみなさんはこのようなカサンドラ状態になった時、どのような解決方法を探すでしょうか？

私たちはこの問題を解決するために、夫のカウンセリングももちろん行いますが、その際に思うことは、夫からは妻に対する不満というよりも無関心が漂ってくるので、奇妙な感覚を覚えます。しかし、カウンセリングを進めていくと、やがて夫は自分の対人関係の問題点に気づくようになりました。

家族全体から見た夫と妻の関係を考える

そこからさらに、女性医師と私とで、「夫婦カウンセリング」を行いましたが、その中では、妻から夫への一方的な恨み辛みの数々が発せられます。こうして数組の夫婦カウンセリングを行いましたが、いずれも妻や夫の反応は同様のものになったのです。しかし、同時に思ったことは、カウンセリングにやってくる夫たちは妻の話とは異なり、実に礼儀正しく静かな人たちに思えました。その際、妻たちのカウンセリングも行うのですが、私たちはそこで、子どもや夫婦それぞれ各人のこころを知ることになり、結果的に家庭を立体的に見ることができるようになったのです。

そこから私たちがとったカウンセリングの手法は、家族の一人ひとりの問題は個人の問題ではなく、問題を持って症状を現した人(identified patient)と家族との関係性を扱おうとする理論でした。具体的には、個人の誰かを悪者として扱っていく方法です。私たちの治療は家庭というシステムの機能不全を考えていく始まりになったのです。私たちの考え方からは、社会と家庭内にはその機能に大きな差があることが問題の本質であることもわかりました。

社会で成功するための夫の冷徹で即決即断しなければならない社会性と、家庭人として、夫として、父としての望ましい資質が異なっているということが治療を行ううえでの問題の本質であることに気づかされたのです。

私たちは夫婦関係を中心に考えるのではなく、ＡＳＤの夫の家族を全体としてとらえました。夫婦という立場に加えて父母としての立場を子どもから見て立体的にとらえたのです。

現在も母が子育てのキーマン、妻が家庭のキーマンであることは多く、その女性がうつ的状況に陥った場合には家庭の危機も当然のように起こります。夫の障害における症状は、彼が置かれている社会的、職業的状況の他、家庭の中にも重要な問題を引き起こすということがわかっています。

これまでの女性たちにとって大切なことは、その家庭内における彼女たちの領域を考えてもらうということだったと思いますが、現在、私たちは過去のように夫婦だけをカウンセリングして解決しようということではなく、家族全体で夫（父）との関係を考えるというアプローチに変化しています。そういう意味で、カサンドラ状態の女性たちにとってはとても心強い状況が生まれつつあるのです。

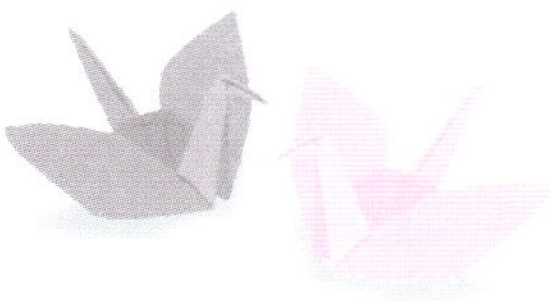

宮尾益知（みやお・ますとも）

東京生まれ。徳島大学医学部卒業。東京大学医学部小児科、自治医科大学小児科学教室、ハーバード大学神経科、国立成育医療研究センターこころの診療部発達心理科などを経て、2014年にどんぐり発達クリニックを開院。主な著書・監修書に『発達障害の治療法がよくわかる本』、『発達障害の親子ケア』、『女性のアスペルガー症候群』（いずれも講談社）、『アスペルガーと愛』（東京書籍）、『発達障害の子どもが元気になるやさしい言葉かけ』、『家族で支援する子どものASD』（いずれも河出書房新社）など。専門は発達行動小児科学、小児精神神経学、神経生理学。発達障害の臨床経験が豊富。

参考図書

『女の子の発達障害　改訂版』宮尾益知／監修　河出書房新社
『親子で乗り越える　思春期のADHD』宮尾益知／監修　河出書房新社
『親子で理解する発達障害　進学・就労準備の進め方』鈴木慶太／監修　河出書房新社
『親子で乗り越える　思春期の発達障害』塩川宏郷／監修　河出書房新社
『発達障害の子どもが伸びる　ほめ方・しかり方・言葉かけ』塩川宏郷／監修　河出書房新社
『女性のアスペルガー症候群』宮尾益知／監修　講談社
『女性のADHD』宮尾益知／監修　講談社

装丁／志摩祐子（レゾナ）
本文デザイン・DTP／志摩祐子、西村絵美（いずれもレゾナ）
カバー・本文イラスト／横井智美
企画・構成／佐藤義朗
編集／西垣成雄
校正／西進社

◆本書は2017年３月小社刊『ASD（アスペルガー症候群）、ADHD、LD　女性の発達障害　女性の悩みと問題行動をサポートする本』をもとに改題・再編集したものです。

友人関係・恋愛・就職で困らない最新情報
女性のための発達障害ガイド

2024年９月20日初版印刷
2024年９月30日初版発行

監　修　宮尾益知
発行者　小野寺優
発行所　株式会社河出書房新社
〒162-8544　東京都新宿区東五軒町2-13
電話　03-3404-1201（営業）　03-3404-8611（編集）
https://www.kawade.co.jp/

印刷・製本　三松堂株式会社

Printed in Japan ISBN978-4-309-29431-5